Selbstfürsorge: Mein Moment ist jetzt!
Juliane Freytag

Juliane Freytag

Selbst FÜRSORGE

Mein Moment ist jetzt!

Inhaltsverzeichnis

Auf halbem Wege (Vorwort)

Das vorliegende Buch ist ein praxisorientierter Ratgeber zum Thema Selbstfürsorge. Interaktive Übungen und Anwendungsbeispiele sollen Ihnen helfen, sich bewusst über Ihre gegenwärtige Situation zu werden und herauszufinden, was Ihre Ziele und Wünsche sind und wie Sie diese für sich umsetzen können. Für die einzelnen Übungen benötigen Sie einen Stift, um Ihre Ergebnisse und Beobachtungen zu notieren. Es bietet sich außerdem an, eventuell ein Notizbuch zu nutzen, da Sie sich so frei ausdrücken können, wie Sie es mögen und empfinden. Grafiken, Mindmaps, Wortgruppen oder Texte, Ihrer Fantasie ist keine Grenze gesetzt.

Die Tests und Übungen in diesem Ratgeber bilden einen roten Faden und führen Sie achtsam an Ihr Ziel. Sie werden Ihnen Denkanstöße und Lösungen geben, wie Sie Ihr Mindset, Ihr Umfeld und Ihre Lebensweise langfristig verändern können. Ziel dieses Ratgebers ist es, Sie an die Hand zu nehmen und Ihnen Schritt für Schritt zu helfen, selbstfürsorglicher, entspannter und organisierter zu leben. Zwischen den Sätzen dieses Ratgebers werden Sie einige Fragen lesen. Diese sollen hin und wieder zum Nachdenken anregen und Ihre Gedankenwelt auf eine bevorstehende Veränderung vorbereiten. Also halten Sie beim Lesen einer Frage ruhig inne, beantworten Sie sie für sich und fahren fort. Es wird Ihnen helfen, offener für den Wandel und die Selbstfürsorge zu sein. Da dieses Thema, die Ursachen und die Lösungsansätze sehr individuell sind, kann es sein, dass Sie auf Sätze stoßen werden, die Sie nicht betreffen. Diese können Sie einfach ignorieren und den Fokus auf das setzen, womit Sie sich wirklich verbunden fühlen.

„Der Anfang ist die Hälfte des Ganzen."

\- Aristoteles -

Dass Sie dieses Buch in Ihren Händen halten zeigt, dass Sie den Mut gefasst haben, Veränderungen zu bewirken und Ihr Leben in eine bessere Richtung lenken wollen. Aristoteles hat mit seiner Aussage nicht ganz unrecht, denn mit Ihrer Entscheidung haben Sie bereits den schwersten Teil hinter sich gelassen. Alles, was es jetzt noch braucht, um Ihr Ziel zu verwirklichen, ist erlernbar oder bedarf teilweise nur der richtigen Anstöße.
Beginnen Sie jetzt schon damit, stolz auf sich zu sein für den Schritt, den Sie gegangen sind und seien Sie offen für das, was folgt.

Viel Freude und Erfolg auf dem Weg zur gesunden Selbstfürsorge!

Einleitung

Sie sind nicht allein

Haben Sie manchmal das Gefühl, dass der Tag zu wenige Stunden hat und es unmöglich ist, alles zu schaffen? Und wenn Sie es dann doch mit Ach und Krach geschafft haben, wollen Sie nur noch ins Bett. Wo bleibt da die Zeit für Selbstfürsorge? Wann tun Sie sich mal etwas Gutes?

Die Familie, die Arbeit, die Freunde. Viele Dinge halten uns während des Tages in Bewegung, dabei geht allerdings meistens das Wichtigste unter, nämlich wir selbst. Die meisten stellen sich selbst in der Prioritätenliste hinten an oder vergessen sich am Ende gar völlig, dabei ist gerade eine gesunde Selbstfürsorge die Grundlage für ein zufriedenes und glückliches Leben.

Der unliebsame Umgang mit uns selbst ist keine Seltenheit. Die meisten haben nicht gelernt, auf sich selbst Acht zu geben oder haben diesen Aspekt ihres Lebens nie thematisiert. Wir haben gelernt, dass es egoistisch ist, die eigenen Bedürfnisse vornan zu stellen, manche schämen sich regelrecht, wenn sie an sich selbst denken. Also nehmen wir es so hin und versuchen unserer Umwelt zu genügen und lassen uns selbst außen vor.

Unzufriedenheit und Frust machen sich breit. Wir haben ein schlechtes Gefühl mit uns selbst und können oft gar nicht ausmachen, woher es kommt oder was man dagegen machen soll. Dieser Umstand wird meistens zu einer undefinierbaren Belastung und kann sogar in Depression enden.

Wer sich auf diesem Weg befindet, ist nicht allein. Die große Mehrheit hadert mit diesen Problemen und traut sich meistens nicht, dagegen vorzugehen oder weiß nicht, was in dieser Situation zu tun ist. Zu sehr sind Begriffe wie Selbstliebe und Selbstfürsorge stigmatisiert und werden nicht ernst genommen oder als Egoismus abgetan. Dabei ist dies keineswegs der Fall. Mut zur Veränderung und zur offenen Selbstanalyse, sich um sich selbst zu kümmern und ernst zu nehmen, ist der Weg in ein entspanntes und erfülltes Leben.

Das gesellschaftliche Problem

„Ich muss mal wieder etwas für mich selbst tun, mal wieder an mich selbst denken, mich mal wieder richtig verwöhnen lassen." Wie oft kommen Ihnen diese Gedanken, doch am Ende bleiben sie unerfüllt? Wie oft nehmen Sie sich vor, mehr für sich selbst zu tun und verschieben es dann doch immer wieder, da noch etwas Wichtiges dazwischen gekommen ist?
Jeder nimmt sich ab und an vor ‚mehr auf sich selbst zu achten, allerdings geht das gute Vorhaben meistens im alltäglichen Stress unter. Wenn wir es dann doch schaffen, uns auf die Urlaubsinsel zu retten oder dem Masseur einen kurzen Besuch abzustatten, ist der Entspannungseffekt leider nur von kurzer Dauer.
Auch die Werbung suggeriert uns immer wieder technische Neuerungen, Kosmetikprodukte oder Haushaltsgeräte, die unser Leben einfacher machen sollen. Konsum macht froh, ein Wellnesswochenende löst unsere Anspannung oder eine neue Frisur gibt uns mehr Selbstbewusstsein, allerdings macht es die meisten nur kurz und nicht für lange Zeit glücklich und zufrieden. Denn etwas für sich selbst zu tun, ist mehr, als sich einen Nachmittag frei zunehmen und in die Badewanne zu springen oder sich etwas Leckeres zu kochen. Es ist

mehr als sich einmal in fünf Monaten etwas zu gönnen oder sich mit Freunden zu treffen.
Aber was ist es dann, was Selbstfürsorge ausmacht und wie kann es uns gelingen, auf lange Sicht stark und zufrieden zu sein? Warum hält der schöne Effekt einer neuen Anschaffung, eines „Mädelsabends“ oder der Gesichtsmaske nur kurz an?

Die Auswahl der Ressourcen, die uns Glück, Wohlbefinden und Entspannung versprechen, scheinen schier endlos zu sein. Täglich werden wir fast pausenlos mit verlockenden Angeboten geködert, die das Leben schöner, einfacher und bequemer machen sollen. Der neue Lautsprecher bedient unsere Lichtschalter, der neue Staubsauger macht alleine sauber, und dennoch nimmt die allgemeine Unzufriedenheit zu. Jedes Jahr werden in den Industrieländern mehr Menschen aufgrund von Depressionserkrankungen behandelt und der Drogen-, sowie Alkoholkonsum steigt kontinuierlich an. In den USA wurden im Jahr 2018 zehn Mal mehr Depressionen festgestellt als noch vor 100 Jahren. Wie ist das vereinbar mit den scheinbar endlosen Möglichkeiten, die unser Leben verbessern sollen?

„Nachhaltigkeit“ ist das Wort, das unsere heutige Zeit bestimmt, sei es, wenn es um Energiegewinnung geht, Verpackungsmaterial oder Transportmittel. Nachhaltigkeit beschreibt eine Sache oder einen Umstand, der sich auf lange Sicht bewährt und wirkt, dabei bringt wohl fast niemand Selbstfürsorge mit diesem Begriff in Verbindung. Doch genau das ist es, was wir brauchen, um effektiver auf uns und unsere Bedürfnisse zu achten. Nachhaltig für Gesundheit, Beziehung und Work-Life-Balance zu sorgen, ist es, was uns langfristig glücklich macht. Das zu erreichen ist sicherlich einfacher gesagt, als getan, denn für jemanden zu sorgen, ist ein aktiver Prozess, an dem man

täglich arbeiten muss. Es ist für uns normal, für unsere Kinder, Eltern oder Freunde zu sorgen vielleicht sogar für Kollegen und schier Unbekannte, wenn es aber zu uns selbst kommt, nehmen wir diese Pflicht nicht ernst. Zu sehr sind wir in unserer Routine verankert, zu sehr daran gewöhnt, uns selbst zu vergessen.
Wir nehmen uns selbst einfach nicht wichtig. Unzufriedenheit und Frust stellen sich ein, und schon beginnt das Rennen im Hamsterrad. Dort fühlt man sich schnell einsam und allein, am Ende wird die Gegebenheit hingenommen und man resigniert vor dem Problem. Dabei ist die Lösung so naheliegend, die meisten von uns sehen sie nur nicht.

Ihr Weg zur Selbstfürsorge

Gedankenexperiment:

Wann haben Sie das letzte Mal etwas für sich getan? Und was war es genau? Sind Sie in der Lage drei Dinge aufzuschreiben, die Sie in den letzten sechs Monaten nur für sich allein getan haben. Etwas, was weder den Partner noch die Familie oder Kinder einbezieht?
Versuchen Sie spontan Dinge zu finden, die Sie in der letzten Zeit für sich selbst getan haben:

1- ____

2- ____

3- ____

Konnten Sie drei verschiedene Dinge finden?

Fragen Sie sich jetzt:

1- In welchen Situationen tun Sie etwas für sich selbst?

Wenn es schon zu spät ist, Sie kurz vorm Burn-out stehen oder die Kinder Sie an ihr nervliches Limit gebracht haben? Warten Sie bis es sich „richtig lohnt", wirklich etwas zu tun oder bis Sie es gar „verdient" haben, mal an sich zu denken?

Motive für Selbstfürsorge:

___

Welcher Teil Ihres Lebens bringt Ihnen Stress und Unausgeglichenheit?

Mit welchem Aspekt sind Sie unzufrieden? Wie gut kennen Sie sich selbst und wie gut achten Sie auf sich?

Motive für Unzufriedenheit:

___

Auch wenn Ihnen die Fragen vielleicht banal vorkommen, unterschätzen Sie sie nicht. Sich mit sich selbst zu befassen ist der erste und wichtigste Schritt, um überhaupt etwas verändern zu können. Nehmen Sie sich Zeit, während Sie über die vorangegangenen Fragen nachdenken. Ebenso wichtig: Bringen Sie Ihre Gedanken zu Papier. Wer kennt die Situation nicht: Man hat eine Frage im Kopf und in dem Moment, in dem man sie laut stellt, beantwortet sie sich von allein, man musste sie nur laut aussprechen. Genauso verhält es sich mit dem Aufschreiben von unseren inneren Überlegungen. Bringen wir unsere Gedanken zu Papier, ist es viel einfacher ,Probleme zu erkennen und klare Strukturen und Lösungen zu finden.

Sich um sich selbst zu kümmern ist ein wichtiger Bestandteil für ein erfülltes Leben. Dazu gehört es, sich gut zu kennen, sich etwas Gutes zu tun und kontinuierlich an der Beziehung mit sich selbst zu arbeiten. Vorsorge statt Nachsorge. Sie gehen auch nicht zum Zahnarzt, nachdem Ihnen alle Zähne ausgefallen sind. Demnach ist dann auch der SPA-Besuch nach sechs stressigen Monaten eher ein Tropfen auf dem heißen Stein, als ein ernsthafter Versuch, sein Leben und seine Einstellung zu sich selbst zu verändern.

Der Ratgeber soll Ihnen helfen, sich darüber bewusst zu werden, wo genau Ihre individuelle Problematik liegt und welche Werkzeuge Sie zur Verfügung haben, um Ihre persönliche Situation zu verbessern. Lernen Sie sich selbst besser kennen und erfahren Sie, wie Sie Ihre individuellen Umstände ermitteln, verändern und verbessern können. Sie werden lernen, Wünsche und Ziele richtig zu formulieren und diese mithilfe verschiedener Lösungsansätze zu verfolgen. Außerdem erfahren Sie, wie Sie eigene Lösungen für Ihre Probleme entwickeln können und wie Sie sich konstant motivieren können, Ihre Ziele nicht aus den Augen zu verlieren. Der Ratgeber soll Sie ermutigen, mehr auf sich zu achten und besser mit sich umzugehen.

Im Self-Care Programm werden Sie an die Hand genommen und erfahren, wie Sie Ihre Ziele in Angriff nehmen, zur Tat schreiten und Ihr Leben nachhaltig verbessern können.

Teil 1: Die Theorie

Selbstfürsorge-Test

„Wer die Welt bewegen will, sollte erst sich selbst bewegen."

- Sokrates -

Einige Verhaltensmuster sind tief in uns verankert und oftmals sind wir gar nicht in der Lage, sie als Fehlkonstruktion zu entlarven. Eine tiefgehende Selbstanalyse ist der erste wichtige Schritt, um unser Problem zu finden und dieses entsprechend lösen zu können.

In diesem Test sollen Sie angeben, wie sehr Sie den angegebenen Aussagen zustimmen. Kreisen Sie die Antworten mit einem Stift ein und zählen Sie die Punkte am Ende zusammen. Danach wird Ihnen die Einschätzung unter dem Text eine erste grobe Aussage dazu liefern, in welcher Situation Sie sich tatsächlich befinden.

2/3/3/2/2/2/2/2/2/2

	Frage	Antwort
1	Wenn es mir schlecht geht, versuche ich etwas für mich zu tun, damit es mir besser geht.	1=Immer 2=Manchmal 3=Nie
2	Wenn ich die Dinge nicht perfekt machen kann, mache ich sie lieber gar nicht.	1=Nie 2=Manchmal 3=Immer
3	Wenn ich einen Fehler mache, halte ich mich für unqualifizierter als andere.	1=Nie 2=Manchmal 3=Immer
4	Wenn ich mich mit Leuten vergleiche, die besser sind als ich, bin ich schnell frustriert.	1=Nie 2=Manchmal 3=Immer
5	Ich kann Schwächen gut akzeptieren und bin nachsichtig mit mir selbst.	1=Immer 2=Manchmal 3=Nie
6	Wenn etwas nicht funktioniert bemitleide ich mich selbst und denke, dass es anderen besser geht.	1=Nie 2=Manchmal 3=Immer
7	Wenn ich vor einem Problem stehe, versuche ich mir gut zuzureden und mich selbst zu motivieren.	1=Immer 2=Manchmal 3=Nie
8	Wenn ich zu viel zu tun habe, bitte ich andere Leute um Hilfe und gebe Aufgaben ab.	1=Immer 2=Manchmal 3=Nie
9	Ich verurteile mich selbst für Misserfolge und fühle, dass ich gescheitert bin.	1=Nie 2=Manchmal 3=Immer
10	Wenn ich einen Fehler mache, akzeptiere ich ihn als normalen Lernprozess.	1=Immer 2=Manchmal 3=Nie

Auswertung

10 - Sie haben eine gute Beziehung zu sich selbst

Herzlichen Glückwunsch, Sie wissen, wie Sie mit sich selbst umgehen müssen. Sie haben in sich Ihren besten Freund gefunden und begegnen sich mit viel Respekt und Verständnis.

Tipp: Arbeiten Sie weiterhin an der Beziehung zu sich selbst. Falls Sie sich doch einmal in einer problematischen Situation befinden, schieben Sie die negativen Gefühle nicht weg, sondern denken Sie darüber nach, warum Sie sich genau in diesem Moment so fühlen und ob dieser Grund überhaupt gerechtfertigt ist.

11-20 - Sie sind auf dem richtigen Weg

Sie haben gelernt, auf sich selbst acht zu geben. In manchen Situationen oder Lebensbereichen reagieren Sie immer noch zu hart. Frustration setzt schneller ein, als es Ihnen lieb ist und blockiert Sie, weiter voranzukommen.

Tipp: Fragen Sie sich, in welchen Situationen Sie besonders angespannt reagieren. Denken Sie darüber nach, wie Sie sich verhalten würden, wenn Ihr bester Freund oder Ihre beste Freundin sich mit einem Problem oder einem Misserfolg auseinandersetzen müsste. Was würden Sie raten? Sicherlich wären Sie unterstützend und verständnisvoll und würden ihm oder ihr Mut und Trost zusprechen.
Begegnen Sie sich mit dem gleichen Verständnis, das Sie auch für Ihre Freunde aufbringen würden. Wenn etwas nicht gleich gelingt, reden Sie sich gut zu, nicht alles kann von Anfang an glücken, aber denken

Sie daran, dass Sie Ihr Bestes gegeben haben und seien Sie deswegen auch nachsichtig mit sich selbst.

21-30 - Sie sind zu hart zu sich selbst

Mit Disziplin und Härte beherrschen Sie ihr Selbst. Sie haben gelernt, dass Sie perfekt sein müssen und erlauben sich selbst keinen Fehler. Kommt es dann doch zu Fehlern oder Misserfolgen verurteilen Sie sich hart oder bestrafen sich womöglich. Negative Gefühle schieben Sie weg und Schwächen können Sie sich kaum eingestehen.

Tipp: Seien Sie gnädiger und verständnisvoller zu sich selbst. Perfektionismus und die Angst vorm Versagen können lähmend und somit kontraproduktiv wirken. Nur wer Fehler macht und daraus lernt, kann besser werden.
Dieser Ratgeber wird Ihnen helfen, die Gründe für dieses Verhalten zu ermitteln und nachhaltig zu verändern. Lesen Sie sich die einzelnen Übungen gut durch und analysieren Sie sich selbst genau. Seien Sie ehrlich zu sich selbst und nehmen Sie sich beim Self-Care Programm Zeit, Ihren Ängsten und Unsicherheiten auf den Grund zu gehen.

Selbstfürsorge in verschiedenen Lebensbereichen

Um zu verstehen, wie Sie in den einzelnen Lebensbereichen mehr für sich sorgen können, ist es wichtig zu wissen, worum es beim Begriff „Selbstfürsorge" geht.
Selbstfürsorge wird in der Psychologie als Steigerung des eigenen Wohlbefindens und der Verwirklichung der eigenen Bedürfnisse definiert.

Dabei entstehen meistens zwei Fragen.

Zum einen ist es die Frage nach der Berechtigung der Selbstfürsorge im gesellschaftspolitischen Kontext. Uns kommen Gedanken wie:

„Darf ich überhaupt an mich denken?“
„Geht es mir nicht gut genug angesichts ärmerer Menschen?“
„Bin ich undankbar, wenn ich mich beschwere?“
„Darf ich mehr erwarten? Eigentlich sollte ich doch zufrieden sein!“

Die Antwort nach der Berechtigung sollte klar mit „Ja“ beantwortet werden.
Einen interessanten Ansatz lieferte Maslow, der Urvater der humanistischen Psychologie, der 1943 in seiner Bedürfnispyramide die menschlichen Bedürfnisse in Kategorien einteilte. Dabei unterscheidet er zwischen Grund- und Wachstumsbedürfnissen. Während beispielsweise essen und schlafen unter die Grundbedürfnisse fallen, finden wir Erfolg, Anerkennung und Selbstverwirklichung in den Wachstumsbedürfnissen.

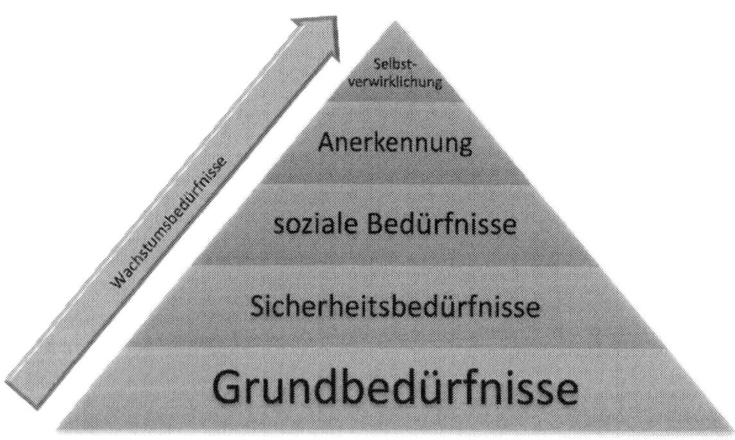

In einem glücklichen und erfüllten Leben gilt es demnach dafür zu sorgen, dass diese Bedürfnisse gestillt werden. Es liegt also in unserer Natur, nach einer besseren Situation für uns persönlich zu streben. Wir können nicht chronisch zurückstecken, weil wir uns mit anderen, schlechteren Realitäten vergleichen. Genauso hinkt der Vergleich zu Besserem. Wir sollten uns um unsere eigene Realität kümmern und ganz persönlich entscheiden, was wir verbessern möchten und was uns glücklich oder unglücklich macht. Die globale Sicht hilft uns in unserer individuellen Perspektive nicht weiter.

Die zweite damit verbundene Frage ist, wie diese Bedürfnisse dauerhaft zu erfüllen sind.
Im vorherigen Kapitel wurde von Nachhaltigkeit gesprochen. Nachhaltig für Zufriedenheit, Gesundheit und Beziehung zu sorgen, ist die Basis für eine gute und anhaltende Selbstfürsorge und nicht etwa ein übertriebenes Konsumverhalten oder sich einmal im Monat eine halbe Stunde für sich selbst zu nehmen. Konsum macht Spaß und ist einfach zu beschaffen, ein langersehnter Partyabend gibt uns ein gutes Gefühl und entspannt uns, dennoch haben diese Dinge einen Effekt, der nur von kurzer Dauer ist und schnell zu verflachen droht. Ständig wird neuer Input benötigt und trotzdem bleibt am Ende das dauerhafte Glücksgefühl aus. Dazu kommt, dass sich unsere persönlichen Bedürfnisse möglicherweise nicht mit dem decken, was als gesellschaftlich „normal" angesehen ist. Viele trauen sich auch aus diesem Grund nicht, ihren Bedürfnissen die Wichtigkeit einzuräumen, die sie brauchen.

Nachhaltig für sich selbst zu sorgen ist nun sicherlich einfacher gesagt als umgesetzt. Viele Psychologen haben sich seit der industriellen Revolution und der damit verbundenen aufsteigenden

Wohlstandsgesellschaft mit den Themen „Glück“ „Selbstliebe“ und „Selbstfürsorge“ beschäftigt.
Beispielsweise hält der Psychologe Richard Davidson Achtsamkeit für einen guten Weg, um Stress zu reduzieren und somit zufriedener und glücklicher zu werden. Seiner Theorie liegt die Auffassung zugrunde, dass das Leben in der Gegenwart stattfindet und deswegen darauf zu achten ist, was gerade in und um einen selbst passiert. Das Festhalten an unerledigten Dingen der Vergangenheit oder das Fürchten um die Zukunft zählt er zu den wesentlichen „Unglücksfaktoren“ des menschlichen Daseins.

Ruhe und Übersicht und das Verbleiben in der Gegenwart sind wesentliche Aspekte, um das Wohlbefinden und das Ausüben von Tätigkeiten effizienter zu ermöglichen. Auch der Psychologe Seligman befasste sich mit der gleichen Thematik und ergänzte diese Theorie, indem er Vergangenheit und Zukunft mit einbezieht. Auch er spricht über die Wichtigkeit des Präsenten. Er vervollständigt Davidsons Theorie mit dem Thema der Dankbarkeit und der Bedeutung, mit der Vergangenheit abschließen zu können. Ebenso hält er eine Zukunftsvision für einen individuellen Antriebsmotor, der dazu dient, sich stetig verbessern zu können und nicht zu stagnieren.

Die Gegenwart leben, die Vergangenheit gehen zu lassen und trotz Zielsetzung sich nicht in der Zukunft zu verlieren. Die Theorie klingt spöttisch einfach. Wie können wir das auf unser Leben anwenden? Wie können wir alle Aspekte unseres Lebens so abdecken, dass wir uns rundum ausgefüllt fühlen und wie können wir den Anfang finden?

Die ehrliche Selbstanalyse ist die notwendige Voraussetzung, um fürsorglicher mit sich selbst umzugehen. Eigene Defizite zu erkennen ist

der erste Schritt, um die persönliche Situation verbessern zu können. Hierbei bietet es sich an, die einzelnen Lebensbereiche separat zu beleuchten. Sie müssen sich über die gegenwärtige Situation bewusst werden und erkennen, in welchen Lebensbereichen Sie womöglich nicht absolut zufrieden sind. Dabei gehen die verschiedenen Bereiche ineinander über und haben möglicherweise das gleiche Verhaltensmuster zur Grundlage.
Probleme zu erkennen heißt, sie auf lange Sicht verändern zu können und in allen Bereichen auf sich selbst besser Acht zu geben.
Aber egal um welchen Bereich es letztendlich geht, seien Sie nachsichtig und geduldig mit sich selbst. Fehler helfen beim aktiven Lernprozess und ermöglichen ein effizientes Persönlichkeitswachstum. Misserfolg und schlechte Zeiten gehören zu dem Leben eines jeden und sind absolut normal. Selbstmitgefühl, sich selbst ein guter Freund sein, ist wichtig, um besser für sich selbst zu sorgen.

Testen Sie sich – Nehmen Sie sich einen Moment Zeit, um folgende Tabelle auszufüllen:
Antworten Sie spontan, schreiben Sie alles auf, was Ihnen in den Sinn kommt.
Falsche Antworten gibt es nicht.

Beispiel: Welche Dinge stressen Sie täglich in Ihrem beruflichen Umfeld?

Mögliche Stressfaktoren

- Überstunden werden vorausgesetzt
- Kollegen sprechen zu laut über Privates und es ist nicht möglich, sich zu konzentrieren
- Die Projekte unterfordern/überfordern Sie oder gefallen Ihnen nicht
- Der Erwartungsdruck ist zu groß

Mögliche Glücksfaktoren

- Die Arbeit ist erfüllend
- Die Kollegen sind nett - gute Arbeitsatmosphäre
- Gutes Gehalt

Bereich	Stressfaktoren	Glücksfaktoren
Beruf		
Elternschaft		
Beziehung		
Wohnraum		
Seele		
Körper		

In welchem Lebensbereich haben Sie besonders viele Glücksfaktoren gefunden, in welchem besonders viele Stressfaktoren? Möglicherweise haben Sie in einem Bereich viele Stress- und Glücksfaktoren gefunden. Klar sollte sein, wenn die Menge der stressigen Situationen

annähernd so hoch oder sogar höher als die positiven Momente ist, sollten Sie diesen Bereich dringend besonders unter die Lupe nehmen und sehen, was Sie verändern können. Das Anliegen sollte immer sein, Stress so gering wie möglich zu halten, denn obwohl möglicherweise die meisten der Bereiche ausgeglichen sind, können Probleme und Unzufriedenheit in einem einzigen Abschnitt das gesamte Gleichgewicht gefährden.
Selbstfürsorge ist ein Lebenskonzept und sollte in jedem Lebensbereich gleichermaßen umgesetzt werden.

Selbstfürsorge im Beruf

„Sei deines eigenen Glückes Schmied."

So heißt es in einem jahrhundertealten Sprichwort, dass uns suggeriert die Zügel für unser eigenes Glück in die Hände zu nehmen und selbst über Erfolg und Misserfolg die Kontrolle zu haben.
Allerdings, lesen wir zwischen den Zeilen, schwingt in diesem gut gemeinten Ratschlag oftmals eine zweite Botschaft mit. In einer Gesellschaft, in der viele täglich den Erfolgsdruck zu spüren bekommen und in der Leistungsgesellschaft untergehen, empfinden Sie diesen Rat vielleicht eher folgendermaßen: „Sei deines eigenen Glückes Schmied und wenn du das nicht schaffst, bist du ein Versager."

Der Leistungsdruck in der Arbeit, die Erwartungshaltung von Chefs und Firmen, es gibt kaum jemanden der nicht weiß, wie es ist, enormem Arbeitsdruck ausgesetzt zu sein. Einen guten Job, eine gute Position, ein gutes Gehalt zu bekommen und die Angst diese Dinge wieder zu verlieren treibt uns alle um. Wir quälen uns durch ein langes

Studium oder eine Ausbildung, beginnen den ersten Job unter ungeheuerlichen Arbeitskonditionen und nehmen Überstunden, Home-Office und unmenschlichen Druck hin, um vielleicht irgendwann eine Beförderung oder eine Gehaltserhöhung zu bekommen.
Da meistens nach der Arbeit keine Zeit mehr für uns selbst ist, lassen wir unseren Frust und unsere Unzufriedenheit an unseren Freunden oder an der Familie aus oder versuchen, ihn einmal mehr mit Konsum zu betäuben.
Denn Erfolg bedeutet im allgemeinen Verständnis, ein teures Auto, eine schöne Uhr oder ein tolles Haus zu besitzen, vielleicht bedeutet es auch, für zwei Wochen Cluburlaub in der Karibik beneidet zu werden, die dann allerdings viel zu schnell vergehen, um sich tatsächlich zu erholen. Glücklich zu sein wird oft mit dem Erfolg gleichgesetzt, wird sozusagen materialisiert. Man kann demnach erfolgreiche, glückliche Menschen an ihren Statussymbolen erkennen.
Aus keinem anderen Lebensbereich werden so viele psychische Erkrankungen hergeleitet, wie aus der Arbeitswelt. Stress, Burn-out, Depression sind nur einige Erkrankungen, die in direkter Verbindung mit physischen Krankheiten oder sogar Tod stehen. Herzinfarkte, Haarausfall, Migräne, Suizid sind leider häufige Folgen. Über keinen anderen Bereich gibt es so viele Studien, Empfehlungen und Kurse, um die Situation am Arbeitsplatz zu verbessern, und dennoch steigt die Anzahl der Erkrankten jährlich.
Eine Umfrage in Großbritannien ergab, dass sich vor 50 Jahren jeder zweite Engländer als glücklich einstufte, seitdem hat sich der Reichtum der Briten verdreifacht, aber nur noch 35% bezeichnen sich als glücklich.
Der Arbeitsplatz scheint also ein großes Defizit zu sein, wenn es um Glück und Zufriedenheit geht. Viele von Ihnen stellen sich womöglich gar nicht die Frage, was sie tun könnten, um besser auf sich acht

zu geben, da sie eher damit beschäftigt sind dem Arbeitsalltag standzuhalten, anstatt sich um sich selbst zu kümmern.
Die meisten haben sicherlich schon in frühen Jahren von unserer Eltern- und Großelterngeneration gelernt, dass Arbeit kein Vergnügen ist, sondern eine Notwendigkeit und es nicht darum geht, Spaß zu haben oder sich besonders wohlzufühlen.
Gelernte Verhaltensmuster stecken tiefer in uns, als uns das oftmals bewusst ist. Um diese Strukturen zu hinterfragen, müssen wir wissen, woher sie kommen und sie auf gegenwärtige Tauglichkeit und Berechtigung prüfen.
Selbstfürsorge in der Arbeit bedeutet zu wissen, was man braucht, zu wissen, was einem fehlt und einen Lösungsansatz zu finden, der die Situation auf zuverlässig verbessern kann.

Aufgabe 1: Schreiben Sie spontan zehn Punkte auf, die Ihren Arbeitsplatz beschreiben. Es können sowohl positive als auch negative Aspekte sein. Schreiben Sie das Erste, was Ihnen in den Sinn kommt.

1- ____________________

2- ____________________

3- ____________________

4- ____________________

5- ______________________________

6- ______________________________

7- ______________________________

8- ______________________________

9- ______________________________

10- ______________________________

Aufgabe 2: Schreiben Sie fünf Gründe auf, weshalb Sie in der Firma arbeiten, in der Sie angestellt sind.

1- ______________________________

2- ______________________________

3- ______________________________

4- ____

5- ____

Wie sehen Ihre Antworten aus? Sind die Eindrücke, die Sie von Ihrem Arbeitsplatz haben eher positiv oder negativ? Wissen Sie, weshalb Sie in Ihrer Firma beschäftigt sind? Arbeiten Sie nur dort, um Geld zu verdienen, weil Sie dafür studiert haben oder weil die Firma in Ihrer Heimatstadt ist?

Wenn Sie selbstständig sind, schreiben Sie fünf Gründe auf, weshalb Sie sich für die Branche, in der Sie arbeiten, entschieden haben und fünf Gründe warum Sie selbstständig und nicht angestellt sind.

1- ____________________ 1- ____________________

2- ____________________ 2- ____________________

3- ____________________ 3- ____________________

4- ____________________ 4- ____________________

5- ____________________ 5- ____________________

Welche Antworten haben Sie gefunden? Haben Sie sich selbstständig gemacht aus Notwendigkeit wie Arbeitslosigkeit oder haben Sie einen Traum verfolgt?
Mögen Sie die Branche in der Sie tätig sind oder sind Sie da nur zufällig „hineingerutscht“?

Sind Sie gern selbstständig oder wären Sie lieber fest angestellt?

Ursachenforschung und gnadenlose Ehrlichkeit sind wichtig, um langfristig etwas zu verändern. Gehen Sie Ihren Problemen auf den Grund und machen Sie sich bewusst, woher sie kommen.

1-Fremdbestimmung

Befinden Sie sich in einer unglücklichen Situation, die durch Fremdbestimmung ausgewählt wurde, sollten Sie sich fragen, wie sinnvoll es tatsächlich ist, in diesem Job zu bleiben. Das Familienunternehmen, die Karriereerwartungen der Familie, ein Job durch Kontakte oder ein Job, den man sich vielleicht gar nicht selbst ausgesucht hat.
Wenn Sie Ihren Arbeitsplatz nur gewählt haben, weil es so gewünscht wurde oder weil es eben dran war, sollten Sie dies dringend überdenken und prüfen, ob die damalige Situation, die Sie eventuell glücklich gemacht hat, noch Gültigkeit hat. Sind Sie unglücklich, sollten Sie eine Alternative finden. Fragen Sie sich, was Sie wirklich machen wollen, was Sie von dem Unternehmen, in dem Sie arbeiten möchten, erwarten. Vielleicht wollen Sie auch einen ganz anderen Job ausüben oder etwas Neues studieren.
Selbstbestimmung und die Möglichkeit, selbst Entscheidungen zu treffen, gehören zu den Grundpfeilern für ein glückliches Leben. Manchmal fühlt man sich gefangen, weil man denkt, keine Wahl zu haben. Überdenken Sie diesen Aspekt. Im Fall, dass Sie Ihren Job aufgrund des Einflusses anderer ausüben und nicht aus eigener Überzeugung, sollten Sie unbedingt den Arbeitsplatz wechseln.

2-Flow - Die ideale Situation am Arbeitsplatz

Flow ist eine Theorie, die von Mihály Csíkszentmihályi entwickelt wurde. Csíkszentmihályi war ein Forscher, der sich mit Glück beschäftigt und untersucht hat, was die ideale Situation ist, um ein glückliches Leben zu führen, beziehungsweise unter perfekten Arbeitskonditionen zu arbeiten.

Das perfekte Arbeitsumfeld laut Csíkszentmihályi setzt sich wie folgt zusammen:

- Die Arbeit macht keine Mühe, Handlung und Bewusstsein werden eins
- Mühelose Hingabe, alle Sorgen werden ausgeblendet
- Das Zeitgefühl verschwindet, man ist im Hier und Jetzt
- Die Kompetenzanforderungen sind nicht zu hoch, das wäre stressig und nicht zu tief, das wäre langweilig
- Die allgemeine Situation ist unter Kontrolle

Diese Arbeitssituation ist die perfekte Voraussetzung für, nach den Worten von Csíkszentmihályi, „die perfekte Selbstausbeutung“, das heißt, das Beste aus sich herauszuholen, ohne dass es großer Anstrengung bedarf. 100% Effizienz in der Arbeit und dennoch Zufriedenheit und Ausgeglichenheit. Die Arbeit fällt nicht schwer, man ist glücklich und geht in seinen Aufgaben vollends auf.
Leider ist das für die meisten unter uns nicht die Realität. Wir tendieren dazu, uns in einem bestimmten Arbeitstypen einzufahren. Leider ist jeder Arbeitstyp anfällig für bestimmte Probleme und Stresssituationen. Sich seines Typs bewusst zu sein und das Problem zu erkennen, hilft uns, unsere Unzufriedenheit und gelernten Verhaltensmuster am

Arbeitsplatz nachhaltig zu verändern und Probleme zu korrigieren.

Welcher Typ sind Sie, wo liegt das Problem und wie können Sie es lösen?

Typ 1 - Der Disziplinierte

Mit rigider Disziplin erreichen Sie Ihre Ziele. Wenn Sie sich etwas vorgenommen haben oder eine Deadline ansteht, arbeiten Sie ohne nach links und rechts zu sehen. Wenn es darum geht Ihr Ziel zu erreichen, arbeiten Sie auch die Nacht durch und kennen kein Wochenende.

Problem:

Sie machen sich steif und halten durch, bis die Arbeit fertig ist. Das Warten auf die rettende Pause wird meistens durch die nächste Deadline abgelöst. Sie stehen unter Dauerstress und Leistungsdruck, den Sie sich selbst geschaffen haben. Durch das gezeigte Verhalten gegenüber Ihren Kollegen und Ihrem Chef wird von Ihnen ein problemloses Funktionieren vorausgesetzt. Typische Folgen sind Burn-out, Depression und andere stressbedingte Krankheiten.

Lösung:

Das Gefühl, komme was will, ich muss es schaffen, ist präsenter als jeher in unserer Arbeitswelt. Dabei folgt eine Deadline der nächsten und die erhoffte Ruhe kommt nie. Viele Branchen funktionieren so. Setzen Sie sich realistische Ziele. „Erziehen" Sie Ihren Chef und Ihre Kollegen: Sie sind nicht außerhalb der Bürozeiten erreichbar und bereiten auch keine Präsentation am Wochenende vor. Lassen Sie das Gefühl „Ohne mich geht hier nichts mehr“ nicht zu. Keine Firma ist von einer einzigen Person abhängig, E-Mails können auch mal bis zum nächsten Tag warten. Wenn Sie Ihre Aufgabe in der vorgegebenen Zeit nicht schaffen, bitten Sie um Hilfe oder ein größeres Zeitfenster, da sonst Ihre Arbeit und Gesundheit dauerhaft leiden werden.

Typ 2 - Der Dominante

Sie sind der Manager. Mit sturem Durchsetzungsvermögen lösen Sie Ihre Aufgaben. Sie organisieren alles, können alles, machen alles lieber selbst. Ihre Kollegen verlassen sich auf Sie, da Sie den Ton angeben und die Schäfchen immer ins Trockene bringen.

Problem:

Auf Ihren Schultern lastet große Verantwortung, die Sie teils durch Ihre Arbeit, teils durch Ihr Wesen bekommen haben. Sie verlassen sich nur auf sich selbst und können nicht delegieren. Kollegen nutzen das eventuell aus, weil sie wissen, dass Sie die Kartoffeln sowieso aus dem Feuer holen. Sie dürfen weder Furcht noch Schwäche zeigen und verlieren damit möglicherweise die Essenz und Hingabe zu Ihrem Job. Eigene Empfindsamkeit und soziale Strukturen bleiben auf der Strecke. Sie werden nicht mehr als Person wahrgenommen.

Lösung:

Lernen Sie abzugeben und loszulassen. Sie können nicht alles selbst machen und falls Sie das versuchen, nimmt der Arbeitsumfang überhand und die Qualität Ihrer Arbeit wird in Mitleidenschaft gezogen.

Schwächen zu zeigen und Fehler zu machen ist menschlich, seien Sie also nachsichtiger mit sich selbst. Setzen Sie sich mit Ihrem eigenen Perfektionismus nicht zu sehr unter Druck. Um Hilfe und Unterstützung zu bitten, bringt Sie näher mit Ihren Kollegen zusammen.

Typ 3 - Der Harmonische

Als Harmoniebedürftige nehmen Sie auf Ihr Umfeld Rücksicht und sind darum bemüht, ein gutes Arbeitsumfeld zu schaffen. Sie sind positiv eingestellt und freundlich zu Ihren Kollegen. Sie werden gemocht und als angenehme Mitarbeiter wahrgenommen.

Problem:

Auf der Suche nach Harmonie machen Sie sich von anderen und deren Gefühlen abhängig. Werden Sie angegriffen oder erhalten Sie kein positives Feedback, geraten Sie in Selbstzweifel und versuchen nur um so mehr die Harmonie wiederherzustellen. Sie verlieren Ihre Selbstständigkeit, weil Sie zu sehr damit beschäftigt sind, wie Ihr Umfeld auf Sie reagiert.

Lösung:

Befreien Sie sich von dem Zwang, mit allem und jedem gut klar kommen zu müssen. Seien Sie freundlich und positiv und lernen Sie positive Kritik zu schätzen. Bleiben Sie emotional selbstbestimmt und lassen Sie die Dinge nicht zu nah an sich herankommen.

Typ-4 - Der Bescheidene

Ähnlich wie der Harmoniebedürftige verhält sich auch der Bescheidene. Sie nehmen viel Rücksicht auf Ihr Umfeld und lassen anderen gern den Vortritt. Sie beanspruchen kaum etwas und vermeiden jegliche Konfliktsituation. Bescheiden gehen Sie Ihrer Arbeit nach ohne größere Ambitionen oder Ziele.

Problem:

Durch das Vermeiden von Konfliktsituationen kommen Sie nicht voran. Sie lassen jedem den Vortritt und denken, dass Sie das nächste Mal an der Reihe sein werden. Sie stecken für Ihre Kollegen zurück und werden kaum wahrgenommen. Sie werden für bessere Posten oder eine Gehaltserhöhung ignoriert. Frust und Verbitterung können die Folge sein.

Lösung:

Geben sie sich mehr Gewicht in Ihrer Arbeit. Schaffen Sie sich ein klares Ziel und beginnen Sie, aktiv etwas dafür zu tun. Werden Sie sichtbar und stehen Sie für sich ein. Sie sollen sich natürlich nicht unter allen Umständen durchboxen aber fragen Sie sich, weshalb Ihr Kollege das Privileg bekommen sollte und Sie nicht. Werden Sie sich Ihrer Stärken bewusst und fordern Sie selbstbewusst ein, was Ihnen zusteht.

Typ 5 - Der Ertragende

Egal was es ist, Sie nehmen es hin und halten durch. Seien es schlechte Arbeitskonditionen, ungleiche Behandlung oder ein hohes

Arbeitspensum, Sie akzeptieren einfach alles und hoffen irgendwann Gerechtigkeit zu erfahren und gesehen zu werden. Sie hoffen auf bessere Zeiten und darauf, dass Ihre Arbeit irgendwann anerkannt wird.

Problem:

Man sagt zwar, die Hoffnung stirbt zuletzt, aber wenn Sie so weiter machen, wird Ihre Gesundheit ernsthaften Schaden nehmen. Sie sind chronisch überfordert und unzufrieden und werden irgendwann vor der Situation resignieren müssen, weil sie einfach nicht mehr können.

Lösung:

Zu hoffen, dass es besser wird, bringt Sie kein Stück weiter. Werden Sie sich klar darüber was Sie wollen, was Sie erwarten und welche Situation Sie glücklich machen würde.
Fragen Sie sich, ob der Job, in dem Sie sich zurzeit befinden Ihnen geben kann, was Sie brauchen. Falls das nicht der Fall ist, suchen Sie Alternativen. Auch wenn Veränderungen manchmal Zeit brauchen, können diese nur aktiv und nicht passiv herbeigeführt werden. Wollen Sie etwas an Ihrem Leben ändern? Dann beginnen Sie damit, etwas zu tun, vom Hoffen allein wird nichts passieren.

Auch Selbstständige haben Arbeitstypen:

Auch wenn Sie nicht angestellt sind, unterliegen Sie sicherlich einem gewissen Verhaltensmuster. Analysieren Sie auch hier genau, welcher Typ Sie persönlich sind und nutzen Sie diese Information, um mögliche Schwierigkeiten zu korrigieren und Ihre Arbeit zu optimieren.

Fazit: Im Allgemeinen tendieren wir alle dazu, in einem schwierigen Moment die Weitsicht für unsere Probleme zu verlieren.

„Ich kann nicht."
"Ich muss noch ein bisschen durchhalten."
„Wenn ich jünger wäre..."

Ausreden so oder so ähnlich sind uns allen bekannt. Manchmal ist es schwierig, in einem stressigen Moment eine Lösung vor Augen zu haben. Seien Sie trotzdem mutig und trauen Sie sich etwas. Wir sind teilweise so auf unsere Karriere eingeschossen und nehmen unseren Job als unantastbares Heiligtum an und vergessen, dass es auch noch andere Dinge gibt. Wenn Sie unzufrieden mit Ihrer Situation sind, sollten Sie sich vor Augen führen, wo das Problem ist und wie Sie es angehen können. Ihr Leben liegt in Ihren eigenen Händen, vergleichen Sie sich nicht mit Ihrem Umfeld, sondern hören Sie auf Ihr Bauchgefühl. Gibt es keinen Ausweg am Arbeitsplatz, ist es keine Schande, eine Kündigung in Erwägung zu ziehen und etwas anderes zu machen. Lösungswege müssen auch nicht schwarz oder weiß sein. Ebenso können Sie auch neben Ihrer Anstellung nach interessanten Angeboten suchen, selbstständig arbeiten oder studieren. Alles ist möglich, Sie müssen sich nur Ihrer Chancen bewusst werden und diese auch nutzen.
Vielleicht kommen Ihnen die Lösungsansätze teilweise sehr einfach oder sogar banal vor. Das liegt daran, dass die Lösungen oftmals einfacher sind, als wir das wahr haben wollen. Oftmals liegt das Problem schlicht und ergreifend darin, dass wir es nicht sehen können, beziehungsweise solch einen Tunnelblick entwickelt haben, dass wir keinen Ausweg sehen und uns unsere Probleme schier unlösbar vorkommen, doch das sind sie keineswegs.

Analysieren Sie, welcher Arbeitstyp Sie sind und ob Ihnen der jeweilige Denkanstoß helfen könnte, Ihre persönliche Situation zu verbessern.

Selbstfürsorge in der Elternschaft

Eine Familie zu gründen und Kinder zu bekommen, ist ein großer Einschnitt in das Leben eines jeden werdenden Vaters oder einer werdenden Mutter. Das eigene Leben und die Partnerschaft verändern sich grundlegend. Alte Strukturen und Routinen sind auf einmal nicht mehr gültig, die eigenen Bedürfnisse und Wünsche müssen zurückgestellt werden.

Den Balanceakt zwischen Elternsein und einem eigenständigen Leben zu bewältigen ist für viele Eltern eine fast unmögliche Aufgabe und so vergessen die meisten, auf sich selbst zu achten oder verlieren im schlimmsten Fall ganz ihre eigene Identität.

Erziehungsratgeber und Erziehungsarten gibt es viele aber wie können Sie es schaffen, nicht NUR noch Mutter oder Vater zu sein? Wie können Sie auf sich selbst achten und das Familienleben damit vereinen?

„Im Falle eines Druckverlustes fallen automatisch Sauerstoffmasken aus der Kabinendecke. In diesem Fall ziehen Sie bitte eine der Masken zu sich heran und drücken Sie die Öffnung fest auf Mund und Nase. Danach assistieren Sie bitte Mitreisenden und Kindern."

Sicherlich hat jeder schon einmal diese Ansage während einer Flugreise gehört. So offensichtlich uns diese Ansage auch in dieser Situation erscheinen mag, tut sie das scheinbar nicht, wenn es um andere Lebensbereiche geht. Erst sich selbst zu helfen, bevor man ohne Sauerstoff

ohnmächtig wird und dann niemanden mehr helfen kann, kann auch auf den Elternbereich angewendet werden. Wie können Sie gute Eltern sein, wenn Sie selbst kaum noch Luft bekommen? Wie können Sie eine ausgeglichene Mutter oder ein verständnisvoller Vater sein, wenn Sie keine Verantwortung für Ihre persönliche Situation übernehmen können? Vergessen Sie sich selbst nicht im Erziehungsstress. Finden Sie Zeit für sich, schaffen Sie sich eigene Freiräume und geben Sie Verantwortung ab.
Sicherlich ist das nicht immer einfach vor allem nicht, wenn man noch sehr kleine Kinder hat, alleinerziehend ist und dazu noch den ganzen Tag arbeiten muss. Deswegen hier ein paar Tipps, um entspannter und zufriedener mit Ihrer Erziehungsaufgabe und Ihren Kindern umzugehen:

1-Vergessen Sie nicht wer Sie sind!

Gerade in den ersten Jahren des Elternsein geht man meistens in der Rolle der Mutter oder des Vaters vollständig auf. Ein kleines Wesen braucht 100% Aufmerksamkeit und ist absolut abhängig von den Eltern. Dabei vergessen viele, dass sie vor dem Elternsein auch ein „normales“ Leben hatten. Freunde, Arbeit, Hobbys, eine Person mit eigenen Interessen und Bedürfnissen. Vergessen Sie diese Person nicht. Einschränkungen und Kompromisse sind normal, aber seien Sie nicht nur „Mutti“ oder “Vati“.

2-Geben Sie die Verantwortung an die Verantwortlichen

Als Eltern fühlen Sie sich verantwortlich für Ihre Kinder, doch dieses Verantwortungsgefühl kann sich schnell in Selbstaufgabe verwandeln. Wenn Sie wieder einmal Verantwortung für etwas übernehmen und damit beschäftigt sind, die Situation zu lösen, fragen Sie sich, ob das wirklich Ihre Aufgabe ist. Ist es wirklich Ihre Aufgabe, das vergessene Buch zum fünften Mal Ihrem Kind in die Schule hinterher zu bringen? Setzen Sie Prioritäten und überlegen Sie gerade bei älteren Kindern, ob sich Ihr Kind nicht in manchen Dingen selbst verantworten sollte.

3-Schaffen Sie sich Freiräume.

Sie und Ihr Partner brauchen auch mal eine Auszeit vom Elternsein. Vor allem gemeinsam aber sicherlich auch mal getrennt. Zeit für sich selbst ist wichtig, um Ihren eigenen Bedürfnissen und Interessen nachzukommen. Schreiben Sie sich einen festen Termin in den Kalender, an dem Sie sich nur um sich selbst kümmern. Wenn nötig, nehmen Sie sich einen Babysitter oder bitten Sie um Hilfe. Dieser Termin sollte nicht verhandelbar sein.

4-Hören Sie auf Ihr Bauchgefühl

Viele Personen lassen sich ähnlich wie in anderen Bereichen unseres Lebens von anderen Personen beeinflussen. Die Meinung der anderen treibt uns um, und oft versuchen wir, uns den Erfahrungen der Familie, den Erziehungsratgebern oder allgemeinen gesellschaftlichen Ansprüchen anzupassen. Dabei gilt einmal mehr, befreien Sie sich von dem, was sein „muss“. Jeder hat eine andere Erziehung genossen und hat einen anderen soziokulturellen Hintergrund. Hören Sie auf Ihr Bauchgefühl und tun Sie das, was Sie in diesem Moment für richtig halten.

5-Lernen Sie "Nein" zu sagen

Kinder lernen ab einem frühen Alter, Ihre Bedürfnisse einzufordern. Dabei gehen wir diesen Bedürfnissen im Baby- und Kleinkindalter blind nach, da es sich um grundlegende Bedürfnisbefriedigung wie essen, trinken und Zuneigung handelt. Diese uneingeschränkte Fürsorge scheint für einige nur schwer abzulegen zu sein. Wir opfern uns regelrecht für unsere Kinder auf und fungieren den ganzen Tag als Servicekraft. Definieren Sie für sich, wann es tatsächlich notwendig ist, Ihre Kinder abzuholen oder eine Übernachtungsparty auszurichten und wann Sie auch mal „Nein“ dazu sagen dürfen. Gerade bei spontanen Treffen und Verabredung sollten Sie sich fragen, ob es gerechtfertigt ist, Ihre Termine, wie beispielsweise Zeit mit sich selbst, zu verschieben.

6-Delegieren und um Hilfe bitten

Für die eigenen Kinder da zu sein, einen Vollzeitjob und einen Haushalt zu führen, kann eine riesige und schwer zu bewältigende Herausforderung darstellen. Fragen Sie sich, ob es möglich ist, Aufgaben zu delegieren oder sich Hilfe für den Haushalt oder bestimmte Erledigungen zu besorgen.

Fazit: Denken Sie unbedingt an sich selbst. Schaffen Sie sich Freiräume, die Sie auch einhalten sollten. Ihre Kinder werden Verständnis haben und Sie umso mehr schätzen, wenn Sie ihnen ausgeglichen und glücklich gegenübertreten.

Selbstfürsorge in der Beziehung

„Deinem Selbst sei treu und es folgt darauf, wie die Nacht dem Tag, dass du keinem Menschen treulos sein kannst.“

-William Shakespeare-

„Du denkst nur an dich!“

Der Vorwurf des Egoismus in der Beziehung ist wahrscheinlich schon vielen zumindest einmal in einer längeren Partnerschaft begegnet, dabei ist unbedingt zwischen Egoismus und Selbstfürsorge zu unterscheiden, da wir ohne Selbstfürsorge gar nicht in der Lage sind, für unseren Partner beziehungsweise unsere Beziehung so zu sorgen, wie es nötig wäre.

Liebe ist eine der Grundpfeiler für ein glückliches und zufriedenes Leben. Es erweckt in uns die Empfindung angekommen und behütet zu sein. Geliebt zu werden gibt uns ein Hochgefühl und lässt uns aufblühen. Außerdem ist sie der einzige sentimentale Zustand, der uns den Eindruck gibt, etwas zu bekommen, ohne etwas dafür geben zu müssen. Wir erwarten von unserem Partner oder unserer Partnerin, dass er oder sie uns glücklich machen muss, dass sie uns die Liebe geben, auf die wir so vergeblich hoffen. Dabei ist das ein Trugschluss, denn unser Partner kann für uns nur die Liebe entwickeln, die wir uns selbst in der Lage sind zu geben. Wenn Sie darauf hoffen, aus Ihrer Situation „gerettet“ zu werden, müssen Sie lernen sich selbst zu „retten“.

Die Grundlage für eine gute Beziehung ist, uns nicht von der Liebe der anderen Person abhängig zu machen, sondern unseren inneren

Bedürfnissen Aufmerksamkeit zu schenken. Wie oft passiert es, dass wir unseren Partner für etwas verantwortlich machen, das eigentlich in unserer eigenen Hand liegt. Wir erwarten, dass er auf eine Unzufriedenheit oder Frustration reagiert, auf die wir nicht einmal selbst reagieren.

Wir neigen dazu, das Fehlende bei unserem Partner zu suchen, anstatt es uns selbst zu geben. Solche Erwartungen sind haltlos und unrealistisch. Wir müssen für uns selbst sorgen und uns selbst das geben, was wir brauchen, das ist nicht die Aufgabe unseres Partners.

Für ein gesundes Miteinander ist es wichtig, zuerst auf sich selbst zu achten und dann auf den anderen. Fünf Säulen bilden das Fundament für eine ergiebige Beziehung.

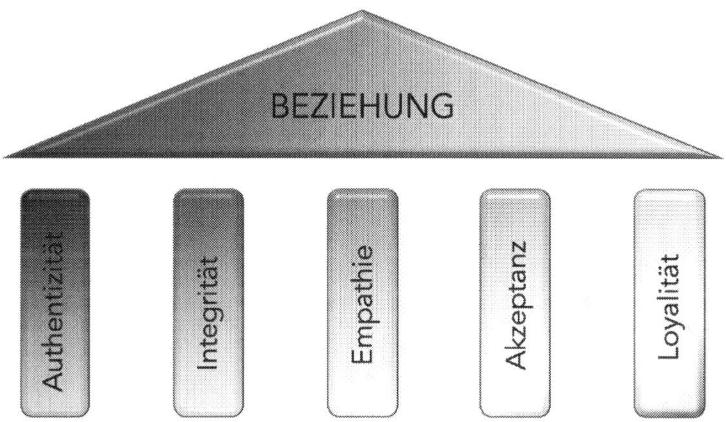

1-Authentizität – Authentisch zu sein, bedeutet ehrlich mit seinen Gefühlen sein zu können und zu dürfen. Ehrlich zu sagen, was man fühlt, über Ängste und Unsicherheiten zu sprechen, schafft klare Verhältnisse und Offenheit in der Beziehung. Das Gefühl, keine Rolle spielen zu müssen oder keine Rolle vorgespielt zu bekommen, stärkt das Vertrauen und die Kommunikation in der Partnerschaft.

2-Integrität – Geben Sie nicht vor jemand zu sein, der Sie nicht sind. Auch hier gelten Offenheit und klare Verhältnisse. Das Wissen um Schwächen und Stärken des jeweilig anderen hilft Ihrem Partner, Sie unterstützen zu können, wenn es nötig ist.

3-Empathie – Seien Sie empathisch mit sich selbst. Wenn Sie Ihre Bedürfnisse kennen und wissen, was Sie selbst mögen, sowohl physisch als auch psychisch, formt dies eine solide Basis. Erst wenn Sie sich selbst gut kennen, können Sie verständnisvoll auf Ihren Partner eingehen.

4-Akzeptanz – Ihr Partner ist ein eigenständiges Wesen. Sie sollten nicht erwarten, dass er sich für Sie verbiegt, dann würde er seine Authentizität verlieren. Denken Sie daran, dass Sie für Ihr Wohlbefinden selbst verantwortlich sind und Ihren Partner so akzeptieren sollten, wie er ist.

5-Loyalität – Gemeinsame Werte und Interessen zu vertreten stärkt die Beziehung. Dem Partner loyal gegenüber zu sein, auch wenn man nicht mit seiner Meinung konform geht, ist ein wichtiger Bestandteil der Partnerschaft, der gelingen kann, wenn man für sich selbst und seine Bedürfnisse einsteht.

Fazit: Sich selbst zu kennen und für sich einzustehen ist die Grundlage für eine funktionierende Liebesbeziehung. Weder sich selbst aufzuopfern noch das Fehlende vom Partner zu erwarten, werden die Beziehung voranbringen. Kennen Sie sich selbst und hören sie auf das, was Sie brauchen. Lernen Sie offen und vorwurfslos mit Ihrem Partner zu sprechen und Gefühle und Bedürfnisse offen zu kommunizieren.

Tipps für den Alltag

1-Nehmen Sie sich Zeit für sich selbst.

Frisch verliebt tendieren wir dazu, unser komplettes Leben auf den Kopf zu stellen und uns unserem Partner anzupassen. Zeit für sich selbst zu haben ist wichtig, um die Bedürfnisse zu stillen, die der Partner nicht stillen kann oder will.
In Anlehnung an das vorherige Kapitel gilt das natürlich auch, wenn Sie Kinder haben. Der eigene Freiraum und die Zeit für sich selbst sollte von Ihrem Partner eingeräumt werden und natürlich auch anders herum. Falls Sie sich jetzt fragen, wie Sie sich Zeit nehmen sollen, wenn der Faktor Zeit eigentlich Ihr größtes Problem ist, seien Sie beruhigt.
Im Self-Care Programm lernen Sie ganz genau, wie Sie sich zeitliche Freiräume schaffen und stressfrei selbstfürsorglich sein können.

2-Vergessen Sie Ihr „altes Leben" nicht.

Rufen Sie Ihre Freunde an, gehen Sie Ihren Hobbys nach oder besuchen Sie Ihre Familie. Nicht alle Aktivitäten müssen gemeinsam ausgeübt werden, Dinge in der Partnerschaft zu teilen ist normal, aber eine Partnerschaft besteht aus zwei individuellen Personen, die jeweils ein eigenes Leben hatten und weiterhin haben sollten.

3-Ehrlichkeit von Anfang an

Verstellen Sie sich nicht, seien Sie offen und ehrlich vor allem am Anfang. Eine offene Kommunikation ist unabdingbar für eine glückliche Beziehung.

Selbstfürsorge im Wohnraum

„My home is my castle."

-Edward Coke-

Unser Wohnraum ist die Insel, auf die wir uns nach einem langen Arbeitstag retten, der Zufluchtsort, der uns schützt und uns entspannen lässt. Er ist unser Ruhepol, den es gilt so einzurichten, dass wir uns wohlfühlen.

In der Werbung finden wir fast endlose Optionen, unseren Wohnraum zu gestalten. Moderne Möbel, bunte Deko-Artikel oder neues Geschirr. Form, Farbe und Preis ist kaum eine Grenze gesetzt, aber ist es das, was wir brauchen, um uns zu Hause wohlzufühlen? Nein. Nicht die teure Ledercouch oder das Designerbett sind es, die uns ein Wohlgefühl geben. Es geht um etwas anderes, das Gefühl anzukommen und sich geborgen und sicher zu fühlen, ist es, was wir daheim erwarten.

In Dänemark wird von „Hygge", dem Lebensgefühl einer ganzen Nation, gesprochen.

Die deutsche Übersetzung ist dabei sehr ungenau. „Gemütlichkeit" entspricht annähernd diesem Konzept. Die Idee ist es, vor allem im Alltag auf sich selbst zu achten, sowie Ruhe- und Entspannungsräume für sich zu schaffen. Auch der Wohnraum spielt dabei eine wichtige

Rolle. Gemütlichkeit zu Hause ist vor allem in den Wintermonaten in unseren Breiten ein wichtiger Bestandteil unseres Alltags. Wenn es früh dunkel wird und es sehr kalt ist, wollen wir uns daheim wohlfühlen. Hier ein paar Tipps auf die Sie achten sollten, um sich auch zu Hause gut zu fühlen.

1-Übersicht bringt Ruhe

Man muss nicht zum Ordnungsfanatiker werden, aber Fakt ist, dass Ordnung optische Ruhe bringt. Ein ordentlicher Raum wirkt beruhigend und angenehm. Je weniger Dinge herumliegen, desto harmonischer nimmt man den Raum wahr.

2-Licht

Gelbes Licht wirkt angenehm und beruhigend. Schaffen Sie sich eine gemütliche Atmosphäre mit der richtigen Beleuchtung. Kleine Lampen, Kerzen, indirektes Licht, was Sie als angenehm empfinden, sollten Sie umsetzen.

3-Farben und Materialien

Holz und Pastellfarben sind die absoluten Renner, was das Hygge-Wohnen angeht. Überlegen Sie sich, welche Farben Sie als angenehm und welche Materialien Sie als besonders gemütlich empfinden.

4-Dekoration und Pflanzen

Mit kleinen Deko-Artikeln kann der Wohnraum viel gemütlicher wirken. Nehmen Sie das, was Ihnen ein gutes Gefühl verschafft, übertreiben Sie es nicht mit zu viel Kitsch. Ihre Lieblingsbücher, eine schöne Zimmerpflanze oder ein tolles Urlaubsfoto bringen Wärme und schöne Erinnerungen in Ihre vier Wände, aber nicht vergessen: Weniger ist mehr!

5-Wärme

Gerade im Herbst und Winter, wenn es draußen kalt ist und das Wetter ungemütlich, sollte es drinnen umso angenehmer sein. Achten Sie darauf, es warm zu haben, wenn Sie nach Hause kommen. Neben Heizung und Heizstrahler bewährt sich auch, die gute alte Wärmflasche zur Hand zu haben, Kerzen anzuzünden oder eine große warme Kuscheldecke für das Sofa zu kaufen.

Fazit: Egal wie Sie Ihren Wohnraum gestalten, denken Sie daran, dass Sie keine Vorführwohnung einräumen müssen. Alles ist zulässig, was Sie persönlich glücklich macht und Ihnen ein gutes Gefühl gibt. Ihre Wohnung soll Ihre persönliche Wohlfühloase sein. Dafür muss weder viel Geld ausgegeben werden, noch muss der Innenarchitekt kommen. Finden Sie Ihren Lieblingsplatz und schaffen Sie die Atmosphäre, die Sie gern hätten.
Ein gefüllter Kühlschrank, eine schöne Flasche Wein und ab aufs Sofa mit ein paar Kerzen und entspannender Musik, womöglich bedarf es kaum mehr als das. Wichtig ist, dass Sie sich freuen, nach Hause zu kommen.

Körperliche Selbstfürsorge

„In einem gesunden Körper wohnt ein gesunder Geist."

-Juvenal-

Täglich vier Stunden Fitnessstudio, keine Kohlenhydrate essen, vegan leben, Botox, Schönheitsoperationen, das perfekte Make-up.

Täglich sind perfekte Frauen und Männer zu sehen, deren Erfolg scheinbar äußerlich sichtbar ist. Uns wird suggeriert, wie ein gesundes Leben oder eine perfekte Person auszusehen hat. Sehr schnell merken die meisten, dass es neben Job, Familie und Alltag gar nicht möglich ist, einer Person nachzueifern, die sich aus Berufsgründen fit hält. Frustriert sehen wir uns dann unser Spiegelbild an und gehen einmal mehr mit uns ins Gericht für den erneuten Misserfolg. Dabei hat das nichts mit Selbstfürsorge zu tun und ist absolut realitätsfremd. Unsere vernetzte Umwelt lebt uns ein Ideal in den sozialen Netzwerken vor, das weder normalen Standards entspricht, noch unbedingt gesund sein muss. Letztendlich handelt es sich um eine Scheinwelt, die uns versucht Produkte zu verkaufen, die uns scheinbar magisch zu dem Model machen, das uns das Produkt präsentiert. Dabei sind diese Art „Glücklichmacher" viel zu oberflächlich, um uns das zu geben, was wir brauchen.

Sich täglich mit Dingen zu überfordern, die sich als Qual oder Zwang erweisen, wie übertriebene Diäten zu machen oder sich im Fitnessstudio zu überarbeiten, bringt niemanden auf lange Sicht weiter. Sich abzurackern, um einem unrealistischen Vorbild zu folgen und es dann doch nicht zu schaffen, kann nur in Frustration enden.

Auf seinen Körper zu achten, heißt zu wissen, was er braucht und was ihm ein gutes Gefühl gibt. Dabei gibt es viele Dingen, die wir machen können, um unser persönliches Körpergefühl zu verbessern. Vor allem bei unumgänglichen Tätigkeiten wie schlafen, essen und trinken, können wir einfach ohne Extraaufwand viele positive Effekte erzielen.

1-Sport

Der positive Effekt von Sport ist in vielen Studien belegt worden, allerdings ist es ebenso wichtig, etwas zu tun, was man gern macht, um langfristig und regelmäßig diesem Sport nachgehen zu können. Einmal für eine Sportart entschieden, sollten Sie sich keine realitätsfremden Ziele setzen. Zehn Kilo abnehmen in zwei Wochen, ist nicht nur unrealistisch, sondern auch ungesund. Von keinem Sport zu fünf Mal ins Fitnessstudio ist schon von Anfang an übertrieben und kaum einzuhalten. Kleine Schritte, dafür stetig, ist die Formel, um dauerhaften Erfolg zu haben. Fordern Sie zu viel von sich, wird Ihre Motivation sich ganz schnell in Frust auflösen.

Bewegung tut dem Organismus gut und gibt ein besseres Körpergefühl. Dabei ist die Sportart völlig egal. Informieren Sie sich über die Sportmöglichkeiten in Ihrer Nähe und wählen Sie etwas, das Sie motiviert. Macht man etwas gern, werden positive Gefühle damit verbunden, und es fällt viel leichter, am Ball zu bleiben.

2-Ernährung

Gesunde Ernährung ist ebenso ein wichtiger Aspekt. Auch hier heißt es, nicht zu übertreiben. Der Diätenwahn ist in den letzten Jahren rapide gestiegen. Kohldiäten, Wasser- und Kartoffeldiäten versuchen uns in ihren Bann zu reißen. Dabei haben Studien ergeben, dass eine einseitige Diät mit jedem Lebensmittel erstmal einen Gewichtsverlust herbeiführt, selbst mit Schokolade und Fleisch, auf Dauer aber ungesund ist und nichts bringt. Achten Sie viel mehr auf eine ausgewogene und frische Ernährung. Leichte Gerichte und viel Wasser tun dem Körper gut. Die konsumierte Kalorienzahl sollte dem Verbrauch angemessen sein. Von übermäßigen Alkoholkonsum sollte abgesehen werden, ebenso wie von zu viel Fertiggerichten oder Fast Food. Wollen Sie dauerhaft Ihre Ernährung umstellen, bedarf es Zeit und Geduld, eine extreme und einseitige Umstellung sollte aber nicht der Weg sein.

3-Schlaf

Genug Schlaf ist wichtig, um gut in den neuen Tag zu starten. Wird der Schlaf zu sehr und zu oft beschnitten, sind Unausgeglichenheit, Ineffizienz und Antriebslosigkeit nur einige der möglichen Folgen. Haben Sie Probleme mit Schlaflosigkeit, kann das auch mit zu viel Stress zu tun haben. Ein gesundes Schlafverhalten kann mit körperlicher Bewegung erzielt werden, da diese einen Ausgleich zur mentalen Aktivität im Büro oder in der Uni bildet. Eine andere gute Alternative bieten Entspannungsübungen und Meditation. Bewusste Atmung helfen dem Körper und dem Geist zu entspannen und einfacher zur Ruhe zu kommen.

4-Körpergefühl

Ein gutes Körpergefühl wird häufig unterschätzt oder missachtet. Sich schön zu fühlen heißt schön zu sein. Sich zu pflegen und sein Äußeres zu mögen verstärkt das Selbstwertgefühl und das Selbstbewusstsein. Wie man sich genau pflegen und verwöhnen möchte, spielt dabei keine Rolle. Sei es ein Kosmetiktag, der Besuch beim Friseur oder sich massieren zu lassen, alles was guttut, ist erlaubt. Dazu gehört auch sich so zu akzeptieren, wie man ist und sich auch trotz kleiner Mängel, die wir uns selbst durch den gesellschaftlichen Erwartungsdruck auferlegt haben, zu mögen und sich nicht mit übertriebenen Idealen zu vergleichen.

Tipps – Anwendung im Alltag

1-Mehr Zeit für Sie selbst

Schaffen Sie bewusst Raum für sich selbst. Das kann einmal pro Woche sein oder fünfmal, je nachdem wie ausgelastet Ihr Tag ist. Schreiben Sie sich diesen Termin fest in Ihren Kalender ein. Was Sie an diesem Tag machen, ist Ihnen überlassen, Hauptsache es tut Ihnen gut. Falls Sie ein Treffen mit sich nicht ernst genug nehmen, geben Sie Ihrem Selbst vorerst einen Namen, wie beispielsweise: „Treffen mit *Ihr Name*." Lernen Sie jedoch, sich längerfristig ernster zu nehmen und die Termine mit sich selbst als Selbstverständlichkeit anzunehmen.

2-Suchen Sie Verbündete und Motivation

Egal wofür Sie sich letztendlich entscheiden, sei es Sport, ein neues Hobby oder ein langersehntes Projekt, suchen Sie sich Verbündete, die Sie in ihrem Vorhaben unterstützen. Eine gute Freundin, eine Laufgruppe oder eine Mannschaft wird Sie bestärken, weiter zu machen und motiviert zu bleiben. Setzen Sie sich kleine Ziele und belohnen Sie sich gegebenenfalls, wenn Sie diese erreicht haben, selbst.

3-Ernährung positiver wahrnehmen

Bauen Sie gesunde Ernährung in Ihren Alltag ein.
Fragen Sie sich, ob Ihre Ernährung ausgeglichen ist und finden Sie

einen Weg, gesündere und frische Lebensmittel in ihren Alltag zu integrieren. Tipps vom Ernährungsberater können helfen, um das eigene Essverhalten besser einzuschätzen und zu verändern.
Verändern Sie Ihre Einstellung zu Lebensmitteln. Lernen Sie Ihr Essen zu schätzen und freuen Sie sich auf einen frischen Salat am Abend. Kochen ist ein vielseitiges Hobby, das Sie Ihre Lieblingsgerichte auch als gesunde Version schlemmen lässt. Positives Denken hilft Ihnen, Ihre Einstellung zum Essen nachhaltig zu verändern.

4-Ausruhen

Zwischen sieben und acht Stunden Schlaf sollte eine erwachsene Person pro Nacht bekommen. Fünf Schlafphasen durchlaufen wir während der Nacht und vier davon mehrmals. Die verschiedenen Phasen haben verschiedene Aufgaben und sind notwendig, damit sich der Körper regenerieren kann. In der Tiefschlafphase findet beispielsweise Zellteilung statt. In der REM-Phase haben wir Klarträume. Wird unser Schlaf oft unterbrochen oder ist nicht ausreichend, kann sich der Körper nicht erholen und sich nicht ausreichend regenerieren.
Falls Sie sehr spät ins Bett gehen und viel weniger schlafen, versuchen Sie sich einen Schlafwecker zu stellen, der Sie erinnert ins Bett zu gehen. Ein Schlaftee, ein gutes Buch im Bett, Meditationshörbücher oder Hintergrundgeräusche wie Wellenrauschen oder Regen sind wunderbare Werkzeuge, um besser einschlafen zu können. Vermeiden Sie außerdem Handy- oder Laptopbildschirme kurz vor dem Einschlafen. Die blaue Strahlung wirkt wie ein Koffeinschub und putscht uns auf, anstatt zur Ruhe zu kommen. Wenn es doch einmal unausweichlich ist, aktivieren Sie den Nachtmodus, den die meisten Geräte mit Bildschirm integriert haben. Dieser reduziert den Blau-Wert und lässt das Display gelblich erscheinen. Das ist wesentlich beruhigender für Augen und Geist.

Ebenso sollten Sie regelmäßige Pausen während des Arbeitstages einbauen. Schon fünf Minuten Pause können die Effizienz erhöhen.

5-Nachsicht und Verständnis

Seien Sie nachsichtig mit sich selbst. Einmal den Sport zu überspringen oder zu viel Schokolade zu essen, macht Sie nicht gleich zu einem Verlierer. Verständnis und Unterstützung sind wichtig. Wenn es einen Tag nicht klappt, klappt es sicherlich den nächsten. Aus diesem Grund sollten Sie sich auch keine unrealistischen Ziele setzen, die Ihnen gar nicht die Möglichkeit bieten, durchzuhalten. Lieber kleine und kontinuierliche Schritte, als sich beim ersten Mal zu übernehmen und nicht weiterzumachen.

6-Keine Verschiebung

“Was du heute kannst besorgen, das verschiebe nicht auf morgen!“ Wenn Sie etwas für sich tun möchten, beginnen Sie sofort. Eine Art Anfangspunkt zu setzen macht wenig Sinn und setzt Sie unter Druck. Sie wollen etwas für sich tun? Dann tun Sie es heute und jeden Tag. Das heißt nicht, alles sofort und perfekt machen zu müssen. Sich etwas Leckeres zu kochen, einen Spaziergang zu machen oder früher ins Bett zu gehen sind Dinge, die sofort umgesetzt werden können und keiner Planung bedürfen.

7-Nutzen Sie die Macht der Gedanken

Denken Sie positiv! Unser Hirn funktioniert auf eine sehr interessante Weise, die wir uns zu Nutze machen sollten. Denken wir positiv über eine Aufgabe, Herausforderung oder Situation, werden automatisch positive Gefühle damit verbunden, und die Aufgabe lässt sich effizienter und besser erledigen. Anstatt also die Trainingseinheit als notwendiges Übel abzuspeichern, sollten Sie sich darauf freuen und diese mit einem positiven Gefühl angehen. Jedes Mal wird es Ihnen einfacher fallen, diesen Termin wahrzunehmen, gesünder zu essen oder eine andere Routine in Ihren Alltag zu integrieren.

8-Keine negativen Befehle geben

So gut wie unser Hirn positive Gedanken verarbeiten kann, so schlecht kann es Negationen verstehen. Vermeiden Sie, sich Dinge zu verbieten. Nicht mehr rauchen, keine Schokolade, keinen Alkohol sind Dinge, die unser Hirn nur schwer verarbeiten kann. Die Gehirnhälfte, die für die Visualisierung zuständig ist, kann Bilder nicht negativ darstellen, so kommt es, dass man die ganze Zeit an Schokolade denken muss, obwohl man eigentlich keine essen möchte. Geben Sie sich positive Befehle, wie beispielsweise mehr zu trinken, mehr Obst zu essen oder mehr Sport zu machen.

Geistige Selbstfürsorge

Werfen Sie noch einmal einen Blick an den Anfang dieses Kapitels. Welches Resultat hatten Sie bei dem Selbsttest? Wie fürsorglich gehen Sie mit sich selbst um? Wie sehr achten Sie auf sich selbst und wie nachsichtig sind Sie mit Ihren Fehlern und Schwächen?
Wie wir selbst mit uns umgehen, wirkt sich auf jeden Bereich unseres Lebens aus. Es kann darüber entscheiden, wie erfolgreich wir sind, wie wir mit Konfrontation umgehen, wie wir auf andere Menschen reagieren und sie behandeln.

Vielen ist gar nicht bewusst, wie schlecht sie sich selbst begegnen. Sie haben es so hingenommen, da es sich meistens dabei um festgefahrene Verhaltensmuster handelt, die vor langer Zeit gelernt und immer und immer wieder wiederholt werden. Dabei spielt meistens die Erziehung eine wichtige Rolle. Was die Eltern uns beibringen und wie unser Umfeld in der Kindheit auf uns wirkt, hat einen entscheidenden Einfluss auf unser Erwachsenenleben. Psychoanalytiker wie Freud, der sich auf die Kindheit und den Einfluss der Erziehung in den einzelnen Entwicklungsphasen bezieht oder sein Schüler Erikson, der diese gelernten Verhaltensmuster mit dem Erwachsensein in Verbindung bringt, sind nur zwei Beispiele, die die Wichtigkeit dieser Phase thematisieren.
Gelernte, schon fast automatisierte Verhaltensmuster zu verändern ist keineswegs einfach.
Ursprung-Prüfung-Wertung sind die drei Punkte, die Sie überdenken sollten, um Ihre Verhaltensmuster zu überprüfen.

Ein Gedankenexperiment:

Versetzen Sie sich in folgende Beispiel-Situation:
Sie können nicht mit Misserfolgen im Job umgehen.

Jedes Mal, wenn Ihnen etwas misslingt, gehen Sie hart mit sich selbst ins Gericht, sind demotiviert, ärgern sich über Ihre Inkompetenz und Ihr Versagen. Sie bleiben extra lange bei der Arbeit, um die Situation in den Griff zu bekommen und es besser zu machen.

Woher kommt nun dieser harte Umgang mit sich selbst, der Sie regelmäßig ans Stresslimit bringt? Nach der Arbeit sind Sie müde und unausgeglichen und chronisch überfordert. Analysieren Sie die Situation und schreiben Sie es auf.

Dieses Beispiel zeigt, wie Sie mithilfe der folgenden Tabelle den Ursprüngen Ihrer
Erwartungen an sich selbst, auf den Grund gehen können. Nehmen Sie sich hier so viel Zeit, wie Sie brauchen. Es ist sehr wichtig, diese Übung absolut gewissenhaft durchzuführen, da sie der Ausgangspunkt einer detaillierten Selbstanalyse ist.

In welchen Situationen sind Sie hart zu sich selbst?	Welche Erwartung haben Sie an sich selbst in dieser Situation?	Woher kommt diese Erwartung? Welchen Ursprung hat sie?

Konnten Sie klar ausmachen, in welchen Situationen Sie sich mehr Druck aussetzen als in anderen? Möglicherweise setzen Sie unmenschliche Ansprüche an sich selbst, um zu beweisen, dass Sie es „können". Wissen Sie auch, woher dieser Erwartungsdruck kommt? Wem müssen Sie etwas beweisen? Wenn Sie auf diese Frage nicht ehrlich mit „mir selbst" antworten können, sondern Eltern, sozialem Umfeld oder dem Partner etwas bewiesen werden muss, sollten Sie darüber nachdenken, wie stark andere Ihr Leben beeinflussen und Sie davon abhalten, das zu tun, was Sie sich eigentlich wünschen würden.

Ihnen sollte klar sein, dass die Erwartungshaltung eines jeden subjektiver Natur ist. Jeder empfindet etwas anderes als anstrebenswert oder hat eine andere Definition für das was Erfolg bedeutet. Jeder wurde selbst von verschiedenen äußeren Umständen beeinflusst und ist auf eine unterschiedliche Weise erzogen worden. Die Zeiten und Lebensumstände verändern sich und so sollten Sie überprüfen, ob diese Ansprüche überhaupt gerechtfertigt sind.
Ihre Eltern wünschen sich einen „ordentlichen" Job, stabile Familienverhältnisse oder finanzielle Sicherheit. Die Eltern- oder Großelterngeneration ist die Nachkriegsgeneration und hat schon deswegen ein ganz anderes Mindset im Kopf. Diese Strukturen waren für sie gar überlebensnotwendig, aber ist das für Sie heute auch so?

Fragen Sie sich, wie sehr die Erwartungshaltung, die Sie an sich selbst haben, fremdbestimmt ist und wie sehr das überhaupt mit dem zusammentrifft, was Sie ganz persönlich wollen.
Sich frei von unserem Umfeld zu machen, ist der erste Schritt, um sich aus einer gezwungenen Situation zu lösen.
Wenn Sie wissen, woher die Erwartung kommt und Sie deren Rechtfertigung geprüft haben, bewerten Sie die Situation. Ist es das, was

Sie wollen? Ist es das, was Sie glücklich macht? Wie können Sie die Situation verbessern?

Wenn wir uns jahrelang etwas einreden, ist es natürlich nicht über Nacht zu verändern. Diese Denkstrukturen sind fest in uns verankert und müssen wie bei einer Maschine neu konfiguriert werden. Denn unser Unbewusstsein funktioniert wie ein Computer. Wir geben bewusst etwas ein und es wird ausgeführt. Je öfter wir den gleichen Input geben, desto fester bleibt es in unserem Kopf.
Dr. Joseph Murphy hat sich Anfang der 60er Jahre mit der Rolle des Unbewussten beziehungsweise des Unterbewusstseins auseinandergesetzt. Seiner Ansicht nach verhält es sich mit der tieferen Psyche, wie in einem Garten. Bewusst steckt der Gärtner beispielsweise Sonnenblumenkerne in den nährstoffreichen Boden und das Resultat wäre dann, dass Sonnenblumen wachsen. Kein Mensch würde erwarten, dass dort Gurken wachsen. Die Idee von Ursache und Wirkung bezieht er auch auf unser Verhalten. Das, was wir eingeben, ist das, was später herauskommt.
Gehen wir davon aus zu versagen, versagen wir auch, fühlen wir uns hässlich, dann sind wir es auch. Das Unbewusstsein handelt einfach nur entsprechend der Information, die es bekommt.
Dieses Wissen hilft uns dabei, unser Gedankengut zu verändern und nachsichtiger und liebevoller mit uns umzugehen.

Zehn Schritte für das richtige Mindset:

1-Ursache, Wirkung und Ziel

Wie vorher angesprochen ist es wichtig zu wissen, in welcher Situation man sich gegenwärtig befindet und wie sich diese für Sie anfühlt.

Begeben Sie sich auf Ursachenforschung und fragen Sie sich, welche Auswirkung dieses Gefühl auf Ihr gegenwärtiges Leben hat. Am Ende schreiben Sie auf, was Sie möchten. Wie möchten Sie sich fühlen, wer oder wo möchten Sie sein?

Beispiel:

Situation: Sie fühlen sich hässlich.
Ursache: Warum? Aufgrund der Reaktion Ihres Umfelds? Vergleichen aus den Medien? Abweisung eines Partners?
Wirkung: Sie fühlen sich unsicher, einsam, ziehen sich zurück.
Ziel: Sie wollen sich schön, attraktiv, stark fühlen.

Wie fühlen Sie sich?	Warum fühlen Sie sich so?	Wie möchten Sie sich fühlen?

2-Freimachen von äußeren Einflüssen

Wie zuvor beschrieben, sind wir alle nicht frei von Erziehung und dem Einfluss unseres Umfelds, dennoch sollten Sie versuchen, sich so weit wie möglich von diesen Faktoren zu lösen. Der ständige Vergleich mit anderen hilft Ihnen nicht weiter. Wenn man sich nicht attraktiv findet, ist der Vergleich mit Topmodels keine Motivation. Hat man das Gefühl, erfolglos zu sein, hilft es nicht, sich mit dem super erfolgreichen Cousin zu vergleichen. Diese Vergleiche, die nur Frust auslösen, werden Sie am Ende eher hemmen, als selbst aktiv werden zu lassen. Verringern Sie den Gebrauch von sozialen Netzwerken oder verzichten Sie gänzlich darauf, falls Sie das Gefühl haben, dass es eher Frustration als Motivation auslöst. Das Gleiche gilt mit anderen Medien oder äußeren Einflüssen. Konzentrieren Sie sich ausschließlich auf sich selbst.

3-Trauen Sie sich

Machen Sie eine Liste mit zehn „Ich bin"- Sätzen. Wie möchten Sie sein?

Beispiel:

Ich bin schön.
Ich bin erfolgreich.
Ich bin Schriftsteller.

Hängen Sie diese Liste an einen sichtbaren Ort. Denn wenn wir sagen „Ich bin", sprechen wir über das, was jetzt in diesem Moment aktuell ist. „Ich wäre gern" hilft Ihnen und Ihrem Unbewusstsein nicht weiter. Sie sind, was Sie sein wollen, Sie müssen es sich nur selbst mitteilen.

4-Positiv Denken

Je positiver Sie Ihre Aufgaben angehen, umso einfacher wird es Ihnen fallen, sie zu lösen. Auch wenn Sie sich manchmal nicht danach fühlen, hilft es zu lächeln, um eine allgemein positivere Einstellung

zu erreichen. Lächeln wir, wird diese Information an unser Gehirn weitergegeben, welches daraus schlussfolgert, dass wir glücklich sind. Lächeln Sie aber aufrichtig, da ein aufgesetztes gezwungenes Lächeln eher krank macht, als hilfreich zu sein.
Positive Verstärkung ist wie ein Motor, der Sie antreibt. Sagen Sie sich selbst, dass Sie in der Lage sind, das, was Sie sich vorgenommen haben, gut umsetzen zu können. Zum Beispiel, dass das Vorstellungsgespräch gut verlaufen oder die Präsentation erfolgreich sein wird. Diese Technik wird Sie nicht nur beruhigen und selbstbewusster auftreten lassen, sondern auch erheblich Stress reduzieren.

5-Nachsichtigkeit

Seien Sie gnädig zu sich selbst. Schwächen und Fehler sind normal und keine Schande, sie helfen uns, besser zu werden und zu lernen. Akzeptieren Sie sich, wie Sie sind. Manche Dinge sind nicht zu ändern und sollten akzeptiert werden als ein Teil unseres Selbst, der uns hilft zu wachsen und es beim nächsten Mal besser zu machen.

6-Leben Sie im Hier und Jetzt

Wie in einem vorherigen Teil des Buches erwähnt, hilft es uns, in die Gegenwart zu blicken und weder über die Vergangenheit zu lamentieren, noch die Zukunft zu fürchten. Wo sind Sie jetzt? Was wollen Sie jetzt? Eine Zukunftsvision hilft Ihnen, sich Ziele zu setzen und voranzukommen, aber übertreiben Sie es nicht. Wer zu sehr in die Zukunft schaut und sich mit dem stresst, was eventuell kommt, verpasst das gegenwärtige Leben.
Denken Sie an den Zen-Schüler, der, nachdem er zwanzig Mal mit dem Stock auf die gleiche Stelle getroffen wurde, weil er der Situation

nicht gegenwärtig ist, seinen Zen-Meister fragt, was der Unterschied zwischen ihm und dem Meister wäre. Der Zen-Meister antwortete: „Wenn ich esse, esse ich, wenn ich schlafe, schlafe ich und wenn ich gehe, gehe ich." Der Zen Schüler merkt nach kurzem Zögern verwundert an, dass er das Gleiche machen würde, darauf entgegnete der Zen-Meister: „Nein, wenn du gehst, denkst du ans Essen und wenn du isst, dann denkst du ans Schlafen. Wenn du schlafen sollst, denkst du an alles Mögliche. Das ist der Unterschied."
Menschen die ihren Fokus in der Gegenwart haben, sind entspannter, sorgloser und konzentrierter auf ihre Aufgaben. Probieren Sie es aus und fokussieren Sie sich auf das, was gerade passiert. Ein hilfreicher Praxis-Tipp aus der Zen-Philosophie ist, einen roten Punkt an die Wand eines Raumes zu kleben, in dem man arbeitet. Schweift man mit den Gedanken ab, so erinnert der rote Punkt daran in den gegenwärtigen Moment zurückzukehren und sich auf das zu konzentrieren, was gerade wichtig ist.

7-Erinnerung

Was auch immer Ihnen hilft sich daran zu erinnern, sich um sich selbst zu kümmern, ist legitim. Kleine Nachrichten am Spiegel und am Kühlschrank, um sich für das Vorstellungsgespräch zu motivieren, sich einmal am Tag vor den Spiegel zu stellen und zu sagen, dass man sich selbst liebt oder ein Foto, ein Talisman oder eine Morgentasse, alles ist möglich, was Ihnen ein gutes Gefühl gibt.

8-Zeit für sich

Nehmen Sie sich Zeit, um etwas für sich zu tun. Zum Nachdenken und zur Selbstreflexion brauchen Sie Ruhe, und bei ständiger Gesellschaft geben Sie sich selbst gar keine Chance dazu. Lernen Sie deshalb in den nachfolgenden Kapiteln, wie Sie sich Raum und Zeit für sich selbst schaffen können.

9- Negative Gefühle

Schieben Sie negative Gefühle nicht immer von sich weg. Taucht das gleiche Gefühl öfter auf, nehmen Sie sich Zeit dafür und lassen Sie es zu. Wie geht es Ihnen damit und woher kommt es? Es ist ein Teil von Ihnen und Ihren Unsicherheiten, denken Sie darüber nach und konfrontieren Sie sich damit. Wenn Sie die Möglichkeit haben, ziehen Sie sich zurück und machen Sie einige Entspannungsübungen. Lassen Sie auch negative Gefühle auf Sie wirken. Begreifen und akzeptieren Sie sie als Bestandteil Ihres inneren Prozesses. Je mehr Sie sich mit sich selbst auseinandersetzen und um sich kümmern, umso seltener werden diese Gefühle auftreten. Es ist wichtig, Stück für Stück geistesanwesend negative Stimmungen zu erkennen und Gelerntes von Ursache, Prüfung und Wertung anzuwenden.

10-Trick

Sicherlich fällt es Ihnen am Anfang nicht so leicht, alle Punkte konsequent umzusetzen, beziehungsweise Ihre Glaubenssätze radikal zu verändern. Helfen Sie sich selbst mit einem einfachen Trick. Suchen Sie sich ein Foto heraus, auf dem Sie sich besonders gut gefallen. Schauen Sie es sich an und sprechen Sie dieser Person Mut und Stärke zu. Sagen Sie ihr, wie Sie sie auf dem Foto empfinden und was Sie ihr wünschen. Es wird Ihnen einfacher fallen, sich auf diese Weise selbst etwas Positives zu sagen. Das mag Ihnen im ersten Moment vielleicht merkwürdig erscheinen, aber diese Methode hat einen bestimmten

Hintergrund. Sie zielt darauf, dass Sie sich im positiven Sinne von sich selbst distanzieren, um eine Art Vogelperspektive oder die einer anderen Person einzunehmen. Das hilft, Übungen und Strategien objektiver, effektiver und zielführender auszuüben.

Teil 2: Die Praxis

Das Self-Care Programm – In 8 Phasen zur gesunden Selbstfürsorge

Nachdem die einzelnen Lebensbereiche ausführlich beleuchtet und Probleme sowie Denkansätze aufgezeigt wurden, soll der Fokus jetzt auf die Umsetzung fallen.
Wie oft haben Sie vielleicht schon versucht, etwas zu ändern, aber es nicht dauerhaft geschafft? Etwas langfristig zu verändern bedeutet, das Mindset, die grundlegende Denkstruktur, zu überarbeiten. Wie es sich in den meisten Lebensbereichen verhält, verhält es sich auch hier - Kontinuität ist der Schlüssel. Einmal einen Tag etwas für sich selbst zu tun, hilft auf lange Sicht nicht weiter. Jeden Tag müssen Sie daran arbeiten und die neuen Denkweisen verinnerlichen. Wie Sie das genau machen können, wie Sie Zeit für sich selbst schaffen und Ihr Umfeld an diese neuen Umstände gewöhnen, erfahren Sie im folgendem Self-Care Programm. In jeder der 8 Phasen erhalten Sie einen Bereich, auf den Sie sich die nächsten Tage konzentrieren sollen. Sie werden Übungen, Strategien und Tipps mit auf den Weg bekommen, die Ihnen das Leben vereinfachen sollen und Sie auf dem Weg zur gesunden Selbstfürsorge an die Hand nehmen. Je nachdem, wie viel Zeit Sie für sich brauchen, können die Phasen mehrere Tage (5-7) andauern. Bitte eilen Sie nicht durch die Abschnitte. Bei einigen Übungen ist es wichtig, diese dauerhaft mehrere Tage lang bewusst durchzuführen. Es empfiehlt sich, die Phasen wie Wochen zu sehen.
Das Wichtigste ist, dass Sie sich wohl fühlen.

Es gilt: Kontinuität ist der Schlüssel für stressfreie Selbstfürsorge im Alltag.

Worauf es ankommt:
Es ist wichtig, dass Sie so viel wie möglich umsetzen, in den Alltag integrieren und gedanklich internalisieren. Über die Zeit wird Ihnen das immer leichter fallen und weniger mit Konzentration zusammenhängen. Sie werden merken, dass es Schritt für Schritt einfacher wird, selbstfürsorglicher zu sein und den Alltag so anzupassen, dass Stress zur Seltenheit wird.
Verkrampfen Sie sich auf Ihrem Weg nicht. Achtsam mit kleinen Schritten, aber aufmerksam, ist die Devise.

Viel Erfolg, Entspannung und Erkenntnis für die nächste Zeit!

Phase 1: Entscheidung Selbstfürsorge: Persönliche Ziele definieren

„Aller Anfang ist schwer."

Im vorangegangenen Kapitel wurden viele Tipps und Anstoßpunkte für verschiedene Bereiche gegeben. Bevor diese aber umgesetzt werden können, ist es wichtig, die eigene, ganz individuelle Problematik zu kennen.

In welchem Lebensbereich müssen Sie mehr auf sich Acht geben?
Was möchten Sie erreichen?
Wiederholen Sie vielleicht die gleichen „Fehler" in den unterschiedlichen Bereichen?

Diese erste Phase soll sich mit der Analyse der eigenen Situation beschäftigen und damit, klare Ziele zu setzen. Ebenso werden Sie lernen, wie Sie „umdenken" können, um sich bewusst für diesen neuen Weg zu entscheiden.

Im ersten Teil des Ratgebers konnten Sie schon mithilfe einiger Tests zur Selbstreflexion sich besser darüber klar werden, wie Sie mit sich selbst umgehen und wie kritisch Sie Ihre eigene Lage beurteilen. Nehmen Sie Ihre Aufzeichnungen zur Hand, um diese in die globale Analyse, um die es in diesem Kapitel gehen soll, einzubeziehen.
Untersuchen Sie, wie Sie die folgenden Faktoren in den einzelnen Bereichen einschätzen würden. Beurteilen Sie diese mit einer Skala von 1-10, wobei 1 bedeutet, dass Sie überhaupt nicht zufrieden sind und 10, dass Sie sich in der Idealsituation befinden.
Stellen Sie sich für die folgenden Aspekte beispielsweise diese Fragen:

Zufriedenheit:
Wie glücklich und erfüllt empfinden Sie die Gesamtsituation genau in diesem Moment?

Selbstverwirklichung:
Wie sehr fühlen Sie sich als individuelle Person in diesem Bereich realisiert?
Gehen Sie Ihren Zielen nach und finden dabei möglicherweise Unterstützung oder haben Sie sich für andere aufgegeben?

Eigenbestimmung:
Wie sehr ist Ihre Situation fremd- beziehungsweise eigenbestimmt? Haben Sie sich bewusst für das entschieden, was Sie gerade leben oder stecken Sie in einer Routine, einer Situation mit der Sie sich abgefunden haben, weil ein Zuwiderhandeln vielleicht ein

Tabu ist? Würden Sie sich heute wieder für diesen Umstand entscheiden?

Ruhe und Entspannung:

Wie viel Ruhe und Entspannung gibt Ihnen dieser Bereich? Gleicht er Sie aus oder passiert eher das Gegenteil? Werden Sie durch ständige Unruhen oder Diskussionen immer wieder aus dem Gleichgewicht gebracht?

Zukunftsvision:

Gibt es ein Zukunftsprojekt beziehungsweise ein zukünftiges Ziel? Wie nah sind Sie dran, dieses Ziel zu erreichen? Sind Sie zuversichtlich oder zweifeln Sie eher?
Das soll nicht heißen, dass die nächsten zehn Jahre geplant werden müssen, sondern es geht um eine kurzfristige Zielstellung, etwas was anstrebenswert wäre.

Vergangenheitsbewältigung:

Wie sehr leben Sie in der Gegenwart? Schleppen Sie Vergangenes noch mit sich herum zulasten der Gegenwart? Trauern Sie Dingen nach oder haben Sie klar mit schlechten Erfahrungen, Enttäuschungen oder schmerzlichen Gefühlen abgeschlossen?

	allgem. Zufriedenheit	Selbstverwirk-lichung	Eigen-bestimmung	Total
Erziehung				
Beruf				
Beziehung				
Wohnraum				
Körper				
Seele				
	Ruhe und Entspannung	Zukunfts-visionen	Vergangen-heits-bewältigung	Total
Erziehung				
Beruf				
Beziehung				
Wohraum				
Körper				
Seele				

Die Bereiche, die unter 36 Punkten liegen, sollten Sie zuerst in Augenschein nehmen. Dabei dürfen und sollten Sie natürlich alle Bereiche gründlich analysieren und sich vor allem bei 6er Bewertungen oder weniger fragen, warum Sie so empfinden.

Auch wenn es sicherlich selbstverständlich erscheint, ist es das Wichtigste, in der Selbstreflexion ehrlich zu sich selbst zu sein. Ihre Aufzeichnungen und Gedanken sind nur Ihnen vorbehalten. Schämen Sie sich nicht, oder versuchen Sie sich nicht, sich innerlich zu rechtfertigen. Bei diesem Test geht es um Ihre persönliche Empfindung.

Es ist durchaus möglich, dass Sie mit einem Bereich Ihres Lebens in diesem Moment nicht glücklich sind, obwohl Sie es vorher waren und sich nie vorstellen konnten, dass sich diese Zufriedenheit verändern würde. Sich diese Gefühle einzugestehen ist keine Schande, sondern eine Notwendigkeit, um die jeweilige Situation verändern zu können. Ihre Emotionen sind eine Momentaufnahme und keine unveränderliche Wahrheit. Sie sind unzufrieden in diesem Moment? Fühlen Sie sich nicht schlecht deswegen. Sie sind dabei herauszufinden, was schief läuft und wie Sie diese Problematik lösen können.

Wenn Sie alle Bereiche durchleuchtet haben, schauen Sie sich an, in welchen Bereichen Sie die wenigsten Punkte haben.

Wenn es sich um mehr als einen Bereich handelt, fragen Sie sich, ob diese Bereiche vielleicht etwas miteinander zu tun haben. Beziehung und Erziehung können durchaus zusammenhängen, da sich die Partnerschaft mit einem Kind stark verändert und Sie vielleicht Ihre Beziehung seit der Geburt des Kindes als nicht mehr so glücklich und zufrieden empfinden wie vorher. Oder vielleicht Arbeit und Körper können miteinander verbunden sein. Durch zu hohe Arbeitsbelastungen haben Sie vielleicht zu viel Stress und gefühlt keine Zeit, um sich um Ihren Körper zu kümmern.

Nachdem Sie Ihre momentanen Empfindungen in einem oder mehreren Bereichen reflektiert haben, entscheiden Sie sich für eine Thematik, mit der Sie weiter in die Tiefe gehen möchten. Später können Sie diesen Prozess mit allen gewünschten Bereichen wiederholen.

Nehmen Sie ein Blatt Papier und schreiben Sie die Gründe auf, weshalb Sie in diesem Bereich nicht zufrieden sind.

Beispiel Beziehung:

Nehmen wir an, Sie haben eine niedrige Punktzahl in diesem Bereich: Fragen Sie sich nach dem „Warum“ in dem jeweiligen Feld.

- Selbstverwirklichung

Warum fühlen Sie sich so?

- keine eigenen Hobbys
- den eigenen Job/die Wohnung/die Stadt für den Partner aufgegeben
- keine eigenen Freunde

Es kann viele Möglichkeiten geben, weshalb Sie sich in einem bestimmten Aspekt nicht gut fühlen. Schreiben Sie alles auf ein Blatt Papier, dass Sie sich immer wieder vor Augen halten können. Wenn Sie ein sehr visueller Typ sind, können Sie auch Farbe benutzen, die für Sie eine negative Symbolik haben.

Denken Sie daran, dass der Prozess der Selbstreflexion nicht in einer Stunde abgehandelt werden soll und kann. Wählen Sie alle Bereiche, in denen Sie etwas ändern möchten und machen Sie diese Negativanalyse, möglicherweise auch auf getrennten Blättern. Nehmen Sie sich Zeit und denken Sie darüber nach. Sie dürfen dafür auch einen Tag oder mehr einplanen, bevor Sie mit dieser Übung fortfahren.

Haben Sie diese erste Phase abgeschlossen, widmen Sie sich der Zielstellung.

Machen Sie eine ähnliche Übung, notieren Sie aber jetzt, was Sie sich wünschen, was Sie erwarten oder wollen. Nutzen Sie ein Extrablatt und schreiben Sie gegebenenfalls in einer für Sie positiven Farbe, alles auf, was Ihnen einfällt.
Vor allem für die Zielsetzung sollten Sie wenigstens ein paar Tage Zeit einplanen und in sich gehen. Mit sich selbst allein zu sein, eröffnet erst die Möglichkeit, über sich selbst nachzudenken und sich wahrzunehmen.

An unserem Beziehungsbeispiel könnte die Zielstellung wie folgt aussehen:

- mehr Zeit für Freunde/Hobbys/Familie
- offene Kommunikation über Gefühle und Probleme
- impulsive Stresssituationen unter Kontrolle bringen

Hängen Sie Ihre Zielstellung an einen Platz, an dem Sie sie jeden Tag sehen können. Sie sollen daran erinnert werden, dass Sie etwas für sich selbst tun müssen und wollen. Finden Sie ein Symbol, etwas wie einen Talisman, ein Foto oder einen Schlüsselanhänger, der Sie an diese Prämissen erinnert. Tragen Sie diese Erinnerung bei sich, um sich täglich an Ihre Ziele zu erinnern.

Phase 2: Zeitliche und räumliche Freiräume schaffen

Nachdem Sie sich nun darüber bewusst sind, wo Ihre Probleme liegen und was Sie genau verändern möchten, geht es darum Methoden und Werkzeuge zu finden, um diese umzusetzen.

Mit der Zielsetzung der vorherigen Phase stellen Sie sich jetzt zuerst die Frage, wie Sie Ihr Ziel erreichen können. Was benötigen Sie dazu, um das zu erreichen, was Sie sich vorgenommen haben?

Faktor Zeit:

Die meisten haben sicherlich den Eindruck, dass ihre Probleme und Frustration auf den Mangel von Zeit zurückzuführen sind. Wir wollen zu viel und schaffen am Ende gar nichts. Wir blockieren regelrecht, wenn wir vor den beiden großen Haufen unserer alltäglichen Aktivitäten stehen. Dort sehen wir den Haufen mit Pflichten, der unter allen Umständen abgearbeitet werden muss und den anderen Haufen mit Dingen, die wir machen möchten, aber die meistens von dem anderen Haufen verdrängt werden. Trotzdem nehmen sich die meisten von uns vor, alles Mögliche in ihrer wenigen Freizeit machen zu wollen, und sind dann frustriert, wenn gar nichts klappt, weil sie einfach chronisch überfordert sind. Sich Zeit für sich selbst zu nehmen, bedeutet sich etwas Gutes zu tun und nicht im Freizeitstress zu versinken. Vergessen Sie nie, dass es um Sie geht und nicht darum, es allen recht zu machen. Sie müssen nicht ins Fitnessstudio gehen, weil alle gehen, Sie müssen sich nicht einmal in der Woche mit den gleichen Freunden zum Kartenspielen treffen, wenn Sie nicht wollen. Wie Sie in der Zielstellung aufgeschrieben haben, geht es nicht darum, den anderen einen Gefallen zu tun, sondern darum, sich selbst besser zu fühlen. Nutzen Sie die Zeit, die Sie haben, bewusst für das, was Sie machen möchten. Das letzte, was dieser Ratgeber bewirken will, ist, dass Sie noch gestresster werden, weil Sie an sich selbst denken und Zeit für sich in Anspruch nehmen. Dadurch würden die anderen, sonst so wichtigen Aufgaben bestehen bleiben und Ihnen weiterhin Stress bereiten, beziehungsweise noch mehr, weil Sie die Zeit jetzt sich zuschreiben und nicht den Aufgaben. Dementsprechend werden Sie jetzt Methoden kennenlernen, Freiräume so zu erschaffen, dass sie nicht mehr Stress verursachen, sondern Ihnen echte, entspannte und freie Gedanken erlauben.

Wo ist die Zeit nur hin?

Sich zeitliche Freiräume zu schaffen, heißt Frühjahrsputz im Kalender zu machen.
Wissen Sie partout nicht, wo Sie Zeit herbekommen sollen, sollten Sie Ihren Kalender dringend aufräumen. Wir verfügen alle über die gleichen Stunden pro Tag. Unterschiedlich ist, wie wir diese Stunden verwenden. Jeder setzt Prioritäten, für die er mehr oder weniger Zeit aufbringt. Den meisten rinnt die Zeit durch die Finger, ohne wirklich zu wissen, was sie den ganzen Tag gemacht haben. Nutzen Sie diese Phase, um wenigstens fünf Tage zu beobachten, womit Sie Ihre Zeit verbringen. Führen Sie ein Zeittagebuch oder nutzen Sie digitale Zeiterfassungstools. Je genauer Sie dabei sind, umso besser für die spätere Auswertung. Notieren Sie jede Einzelheit von morgens, bis Sie entscheiden, zu schlafen. Sie werden verblüfft sein, wie viel Zeit Sie mit Dingen verbringen, die Ihnen gar nicht richtig bewusst sind, wie beispielsweise Fernsehen, Handy- oder Computernutzung.
Bevor es überhaupt möglich ist, sich mehr Freiräume zu schaffen, ist es absolut notwendig, sich klar zu werden, wofür man die Ressource Zeit verwendet.

Nachdem Sie fünf Tage Zeittagebuch geführt haben, teilen Sie Ihre Zeit in folgende **Kategorien** auf:

> Prioritäten und Notwendigkeiten sind Dinge, die Sie machen müssen und die nicht verhandelbar sind. Dazu gehört essen, persönliche Hygiene, Arbeit.

Was tun Sie für andere Leute? Hier sind auch Ihre Familie, Ihr Partner, Ihre Kinder inbegriffen. Wie viel Zeit verlieren Sie, um anderen zu helfen, einen Gefallen zu tun oder Besorgungen zu machen?

Was tun Sie bewusst für sich selbst? Das sind Dinge wie Hobbys, Friseur, Freunde treffen, Ihren Interessen nachgehen.

Unter Sonstiges fallen Dinge, die Sie teilweise unbewusst machen. Videos am Computer sehen oder spielen, WhatsApp-Nachrichten schreiben, fernsehen, telefonieren.

Wie viel Zeit brauchen Sie für Erledigungen, wie einkaufen, saubermachen, kochen, Haushalt und ähnliches?

Prioritäten/ Notwendig- keiten	Andere Leute	Sie selbst	Sonstiges	Erledigungen

Haben Sie einmal aufgelistet, womit Sie Ihre Zeit verbringen, geht es jetzt darum, Prioritäten zu setzen und Ihre Zeit effektiver zu nutzen. Zehn Tipps sollen Ihnen helfen, ab sofort mehr Zeit zur Verfügung zu haben und somit mehr für sich selbst tun zu können.
Schreiben Sie weiterhin Zeittagebuch, während Sie die folgenden Tricks anwenden, damit Sie später vergleichen können, wie viel Zeit Sie tatsächlich gewonnen haben und wie viel mehr Sie täglich schaffen können.

1-Planung, Planung, Planung

Nicht jede Minute muss akribisch geplant werden. Haben Sie die wichtigsten Dinge, die Sie während der Woche auf jeden Fall erledigen möchten geplant, fällt die Umsetzung umso leichter. Sie werden nicht von dem Aufgabenvolumen erschlagen, sondern wissen genau, was wann zu tun ist. Planen Sie Ihre Woche im Voraus und legen Sie Zeiten für Ihre Prioritäten fest. Später in diesem Ratgeber können Sie mehr über verschiedene Strategien, wie die Eisenhower-Methode erfahren, die Ihnen verschiedene Ansätze bietet, wie ein guter Plan aussehen könnte.

2-Aufgaben verbinden

So viel Dinge, die Sie für sich tun wollen aber so wenig Zeit? Versuchen Sie, Dinge zu verbinden. „Tote Zeiten“ also Zeiten, die mit notwendigen Tätigkeiten gefüllt sind, aber uns keineswegs weiterbringen, lassen sich gut mit anderen Aufgaben verbinden.
Die fünf häufigsten „Zeitfresser“ sind:

1-Auto/Zug/Bus fahren
2-Haushalt
3-Kochen

4-Kinderbeaufsichtigung
5-Körperliche Betätigung

Rechnen Sie mithilfe Ihres Zeittagebuchs aus, wie viel Zeit Sie für solche Aktivitäten benötigen. Wie viel Zeit sparen Sie ein, würden Sie diese Zeitfresser mit anderen Dingen kombinieren?

Welche Kombinationen passen wunderbar zu Ihren „Toten Zeiten"?

1. Lesen und hören

Vor allem das Hören von Hörbüchern ist eine wunderbare Ergänzung zu fast jedem Zeitfresser, sei es während des täglichen Kochens, Arbeitswegs oder während Sie sich sportlich betätigen. Hörbücher zu allen möglichen Themen können Ihnen helfen, neue Dinge zu erlernen oder Ihr Interessengebiet zu erweitern.
Ein Bonustipp für Zeitsparexperten: Wenn Sie viele Bücher hören, versuchen Sie sich vor allem bei Sachbüchern anzugewöhnen, in doppelter Geschwindigkeit zu hören. Auch wenn es am Anfang etwas schwerfällig erscheint, gewöhnt sich das Gehirn sehr schnell daran, und so können Sie doppelt so viel schaffen, wie normalerweise.
Ganz normal zu lesen bietet sich natürlich auch an, vor allem, falls Sie einen langen Weg in öffentlichen Verkehrsmitteln haben, beziehungsweise Ihre Kinder bei den Hausaufgaben betreuen oder lange Wartezeiten wie bei Banken und Ärzten überbrücken möchten. Neben der Bildung und der Unterhaltung hat das Lesen beziehungsweise Hören von Büchern den Effekt, dass Sie den Alltagsstress für den Moment hinter sich lassen. Dies ist allerdings nur ein Beispiel, prinzipiell können Fahrten, Wartezeiten, etc. mit sinnvollen Aufgaben ausgefüllt werden, die Ihnen auch später Zeit rauben könnten.

2. Körperpflege

Tätigkeiten, die Sie nicht zwingen das Haus zu verlassen, eigenen sich wunderbar, um ein wenig auf sich Acht zu geben. Eine Gesichts- oder Haarmaske, Nagelpflege oder ein warmes Fußbad sind kleine Wohlfühlmomente, die beispielsweise während eines Filmabends mit der Familie wunderbar umzusetzen sind und Ihnen ein gutes Gefühl geben werden.

3. Sozialleben

Auch hier können zwei Fliegen mit einer Klappe geschlagen werden. Das gemeinsame Kochen mit der Familie oder dem Partner oder Sport mit Freunden zu machen, deckt nicht nur eine Notwendigkeit, sondern auch Ihre sozialen Bedürfnisse ab und bringt Sie näher an Ihr Umfeld heran.

3-Automatisieren von Prozessen

Jeden Tag fällen wir unheimliche viele Entscheidungen. Meistens sind es kleine Dinge, manchmal etwas größere. Entscheidungen brauchen Zeit und Energie. Wenn wir in der Lage sind bestimmte Prozesse automatisch auszuführen, sparen wir nicht nur allerhand Minuten während des Tages, sondern auch Nerven.

- *„Gehe ich am Morgen duschen?“*
- *„Was ziehe ich an?“*
- *„Was esse ich zum Frühstück?“*

Solche alltäglichen Kleinigkeiten sollten Sie vor allem an Wochentagen fest für sich planen. Auch wenn es Ihnen vielleicht unsinnig vorkommt, aber die Zeit, die Sie damit vergeuden ist enorm. Ein Marc

Zuckerberg schwört genauso wie Bill Gates darauf, das gleiche Outfit jeden Tag zu tragen. So sparen beide Zeit und müssen sich nicht mit der Auswahl der richtigen Kleidung beschäftigen.
Machen Sie sich klar, was Sie am Vortag schon festlegen können, sodass Sie den Morgen beispielsweise ohne nachzudenken einfach automatisch abspielen können. Mehr dazu erfahren Sie auch in Phase 7.

4-Handeln in 3, 2, 1... - Die 3 Sekunden Methode

Wer kennt das nicht, gehe ich auf die Party oder gehe ich nicht, mache ich das oder jenes, soll ich mitgehen oder nicht. Manchmal fressen banale Entscheidungen unsere Zeit auf, weil wir endlos darüber nachdenken, ob wir sollen oder nicht. Denken Sie nicht, sondern handeln Sie. Wie bei einem 10-Meter Sprungturm schauen Sie sich die Situation an, und dann zählen Sie von 3 rückwärts bis 0. Ist Ihr Countdown vorbei, dann handeln Sie, egal wie, aber tun Sie etwas, seien Sie aktiv. Springen oder nicht springen, aber nicht den Tag damit verbringen, darüber nachzudenken.

5-Das Pareto Prinzip

Viele bezeichnen sich selbst als Perfektionisten, haben aber sichtlich Probleme, Dinge zu beenden. Das Pareto Prinzip besagt, dass wir 80% Prozent unserer Aufgaben mit 20% Aufwand bewältigen können und die weiteren 80% wenden wir für Perfektionismus auf.
Lassen Sie sich nicht von Ihrem Perfektionismus blockieren, sondern beginnen Sie, die Dinge anzupacken und sie tatsächlich umzusetzen. Überarbeitungen und Verbesserungen können immer noch später erledigt werden. Wenn Sie dieses Prinzip verstehen und es sich zu Nutze machen, werden Sie wesentlich effektiver. Egal worum es geht. Rechnen Sie sich das mal aus, Sie können mit 20% des Aufwands 80%

der Ergebnisse erzielen. Was also, wenn Sie Ihre vollen 100% darauf setzen, Ihre Aufgaben zu erledigen und keine Zeit mit Perfektionismus und Ablenkungen zu verschwenden? Sie erreichen 400% mehr, wenn Sie sich nur auf das fokussieren, was wichtig ist. Also egal um welche Aufgabe es sich handelt, entweder sind Sie vier Mal schneller oder vier Mal besser, in jedem Fall sind Sie effektiver. Diese Effektivität und das Wissen darüber wird Ihnen viel Zeit und Stress sparen, wenn Sie es sich jedes Mal bewusst machen, sobald Sie abschweifen.

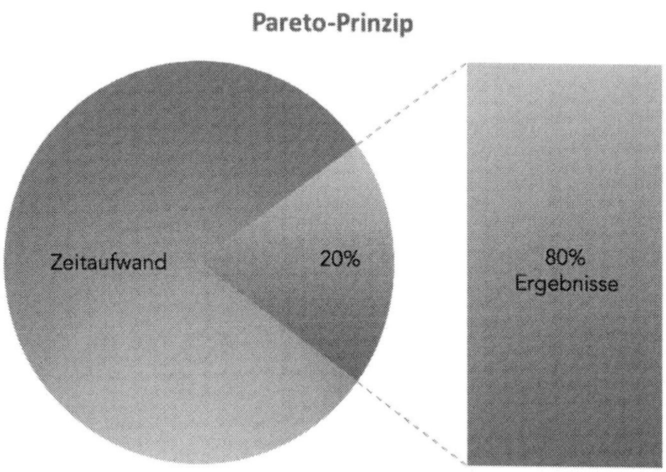

6-Die 2-Minuten-Regel

Die 2-Minuten-Regel ist einfach, spart aber auf Dauer viel Zeit. Sie besagt, dass alle zu erledigenden Dinge, für die weniger als zwei Minuten Aufwand nötig sind, sofort erledigt werden sollten. Kleine Dinge aufzuschreiben und auf später zu verschieben, kostet uns mehr Zeit- und Denkaufwand, als sie gleich zu erledigen. Schnell etwas abheften, einen Anruf erledigen oder Ähnliches benötigt wenig Zeit und gibt Ihnen einen Motivationsschub, da es Ihnen das Gefühl gibt, effizient etwas erledigt zu haben.

7-Aufgaben an die Verantwortlichen abgeben

Durch Ihr Zeittagebuch sollte Ihnen nun bewusst sein, wie viel Sie für andere Menschen tun und Ihre Zeit für Dinge verwenden, die womöglich nicht in Ihrer Verantwortung stehen. Übernehmen Sie keine Aufgaben, die mit Ihnen nichts zu tun haben. Bitten Sie die jeweiligen Personen, sich selbst darum zu kümmern.

8-Delegieren und die Prioritäten kennen:

Nicht nur die Umgewöhnung Ihres Umfelds ist ein wichtiger Punkt, sondern auch Aufgaben abzugeben oder um Hilfe zu bitten. Schauen Sie sich in Ihrem Kalender an, welche Zeitfresser oder Stressfaktoren abgegeben werden könnten. Stellen Sie sich folgende Fragen:

- Ist eine Haushaltshilfe sinnvoll?
- Sind die Aufgaben in Ihrer Partnerschaft beziehungsweise Familie gerecht verteilt?
- Können Sie Aufgaben vielleicht neu verteilen, weil Ihre Kinder nun älter oder Ihre Eltern in Rente sind und Ihnen ein wenig unter die Arme greifen könnten?

Vor allem auf der Arbeit verlieren sich viele Leute in unwichtigen Aufgaben, weil sie alles selbst machen möchten. Fragen Sie sich auch hier:

- *„Gibt es jemanden, der das besser/schneller machen kann als ich oder sich womöglich besser auskennt?“*
- *„Ist die Aufgabe wichtig genug und damit eine Priorität oder kann sie abgegeben werden?“*

Aufgaben abzugeben oder zu verteilen fällt vielen schwer, dabei ist es wichtig, uns unserer Grenzen bewusst zu werden. Die Zeit, die uns zur Verfügung steht, ist begrenzt. Wir können nicht jedes Mal mehr Zeit investieren und mehr Dinge schaffen, irgendwann ist das Limit erreicht. Wenn Ihnen das bewusst wird, wird es auch einfacher, sich auf das Wesentliche zu konzentrieren.

9-Störfaktoren minimieren

WhatsApp, soziale Netzwerke & Co halten uns auf Trab und lassen uns Zeit für unwesentliche Dinge vergeuden. Dabei geht es nicht nur um den eigentlichen Störmoment, sondern auch darum, dass wir aus dem Konzentrationsprozess gerissen werden. Sechs Minuten braucht man im Durchschnitt, um sich wieder voll und ganz auf die Tätigkeit zu konzentrieren. Vor allem für Aufgaben, die ein höheres Maß an Konzentration fordern, gilt es, diese möglichen Störungen zu minimieren. Das Telefon in den Flugmodus, Pop-up Benachrichtigungen aus und ein ruhiger Ort, wo Sie ungestört arbeiten können.

10-Technik die begeistert - Werden Sie modern

Die Technik bietet unendliche Möglichkeiten für unser Leben. Finden Sie die, die Ihnen wirklich helfen kann, um so Zeit zu sparen. Sei es eine der vielen Planungs-Apps für Ihr Telefon oder der Computer oder andere Geräte, die Ihnen tatsächlich im Haushalt helfen können.

Ein automatischer Staubsauger oder eine Küchenmaschine, die beim Kochen hilft und trotz wenig Zeit eine leckere, gesunde Mahlzeit ermöglicht.

Phase 3: Umfeld einbeziehen

Nun haben Sie herausgefunden, womit Sie Ihre Zeit verbringen und wie Sie sich mehr Freiräume verschaffen können. Jetzt ist es an der Zeit, auch Ihr Umfeld einzubeziehen, um zum einen Aufgaben abgeben zu können und zum anderen, Ihren Mitmenschen Ihren neuen Umgang mit sich selbst zu erklären.

Viele von uns haben Angst oder trauen sich nicht, ihre Bedürfnisse auszudrücken oder ihre Grenzen klar aufzuzeigen, dabei ist dies eine grundlegende Fähigkeit, um Platz für unsere Bedürfnisse zu schaffen.

Machen Sie sich zuerst den Grund bewusst, weshalb Sie davor zurückschrecken, Ihrem Gegenüber klar zu machen, was Sie sich wünschen oder brauchen. Gründe, unsere Bedürfnisse nicht auszusprechen, könnten folgende sein:

- Sie möchten nicht ständig um Hilfe oder einen Gefallen bitten
- Sie möchten nicht egoistisch oder unverschämt wirken
- Sie sind sich sicher ,Ihr Gegenüber versteht Sie nicht
- Sie denken Ihre Bedürfnisse sind nicht erfüllbar

Einen klaren Standpunkt ausdrücken zu können, hilft unserem Gegenüber, uns besser zu verstehen und auf das, was wir brauchen, reagieren zu können. Warten wir darauf, dass der andere unsere Andeutungen versteht, kann das sowohl im Beruf, in der Familie oder der Partnerschaft zu enormen Missverständnissen führen.

Eine der bekanntesten Kommunikationsmodelle für die sogenannte gewaltfreie Kommunikation begründete Marshall B. Rosenberg. Die Grundlagen dieses Modells lassen sich auf die verschiedensten Lebensbereiche übertragen.

Das Modell der gewaltfreien Kommunikation teilt sich in verschiedene Phasen, denen Sie schrittweise folgen sollten. Der Erklärung folgt ein Beispiel aus dem Familienalltag.

1-Beobachtung

Hier geht es darum, die Situation objektiv und wertungsfrei zu beschreiben.
Wie sieht die Situation aus der Vogelperspektive aus?

„Die Kinder haben heute Nachmittag eine Feier in der Schule, zu der sie gebracht werden müssen.“

2-Gefühle

Wie fühlen Sie sich mit der Situation? Vermeiden Sie allgemeine Ausdrucksformen, sondern sprechen Sie immer aus der Ich-Perspektive.

„Ich muss heute etwas in der Arbeit beenden und es stresst mich sehr, wenn ich nachhause fahren muss, um die Kinder abzuholen und sie in die Schule zu bringen.“

3-Bedürfnis

Was brauchen Sie? Was möchten Sie gern? Was ist Ihr Wunsch?

„Ich brauche Zeit, um mein Projekt heute zu beenden."

4-Bitten

Formulieren Sie klare Bitten. Nutzen Sie keine Negativsätze, sondern formulieren Sie die Sätze positiv.

„Könntest du bitte die Kinder abholen und zum Fest bringen?"

5-Gegenvorschlag

Wenn es um eine Kompromissfindung geht, machen Sie Ihrem Gegenüber einen Gegenvorschlag.

Das Modell von Rosenberg dient nicht nur einer besseren Kommunikation, sondern auch dazu, sich selbst besser zu verstehen und die eigenen Bedürfnisse zu erkennen und auszudrücken. Versuchen Sie, ruhig und wertlos zu kommunizieren. Machen Sie Ihrem Gegenüber keinen Vorwurf und akzeptieren Sie auch, dass eine Bitte mal nicht erfüllt wird.

„Viele Köche verderben den Brei."

Das besagt ein altes deutsches Sprichwort, aber auch und vor allem, wenn es um uns selbst geht, sollten Sie sich diesen Satz zu Herzen nehmen. Ihr Umfeld ist mit Ihrem normalen Leben vertraut, also rechnen Sie damit, auf Gegenwehr zu stoßen. Auch wenn es selbstverständlich wünschenswert ist, können Sie nicht erwarten, dass ihr gesamtes Umfeld auf Ihre Veränderungen positiv reagiert. Die meisten Menschen sagen uns, wenn auch, um uns zu beschützen, was wir nicht machen sollten oder zählen uns alle Dinge auf, die nicht möglich sind. Bleiben Sie konzentriert auf Ihrem Weg. Halten Sie sich fern von Leuten, die Sie demotivieren oder verunsichern. Sie müssen nicht allen Rechenschaft ablegen. Konzentrieren Sie sich auf Ihre Ziele und besprechen Sie diese auch nur mit den Betroffenen beziehungsweise mit Leuten, die Sie weiterbringen werden.

Phase 4: Einzelne Lebensbereiche analysieren und anpassen

Nachdem Sie analysiert haben, wie Ihre gegenwärtige Situation ist, wo es noch Zeitkapazitäten gibt und wo Sie noch delegieren können, geht es jetzt zum Kern der Selbstfürsorge. In dieser Phase sollen Sie sich mit jedem der einzelnen Lebensbereiche beschäftigen und einen Plan entwickeln, wie Sie sich speziell dort besser um sich kümmern können.

Beginnen Sie mit dem Bereich, der Ihnen am meisten auf dem Herzen liegt, beziehungsweise mit dem, der bei der Analyse am schwächsten ausgefallen ist.

1-Arbeit

Lesen Sie sich noch einmal genau die Ergebnisse aus dem Abschnitt „Selbstfürsorge im Beruf" durch.
Seien Sie aufrichtig zu sich selbst. Wenn Ihnen einmal klar ist, dass

Sie nicht an der richtigen Stelle sind, können Sie auch vorankommen. Ist das der Fall, fragen Sie sich das Folgende:
Bin ich in meiner Firma oder meinem Job nicht zufrieden?

Die Firma

Falls Ihre Unzufriedenheit aufgrund des Unternehmens entstanden ist, machen Sie sich bewusst, was für Sie die ideale Arbeitskondition wäre. Sie dürfen das gerne aufschreiben oder sogar grafisch darstellen, wenn Ihnen das dabei hilft, sich besser auszudrücken. Halten Sie sich dieses Ideal vor Augen. Wenn Sie sich bei einer neuen Firma vorstellen, denken Sie außerdem daran, dass Sie sich nicht nur bei der Firma bewerben, sondern die Firma sich auch bei Ihnen.

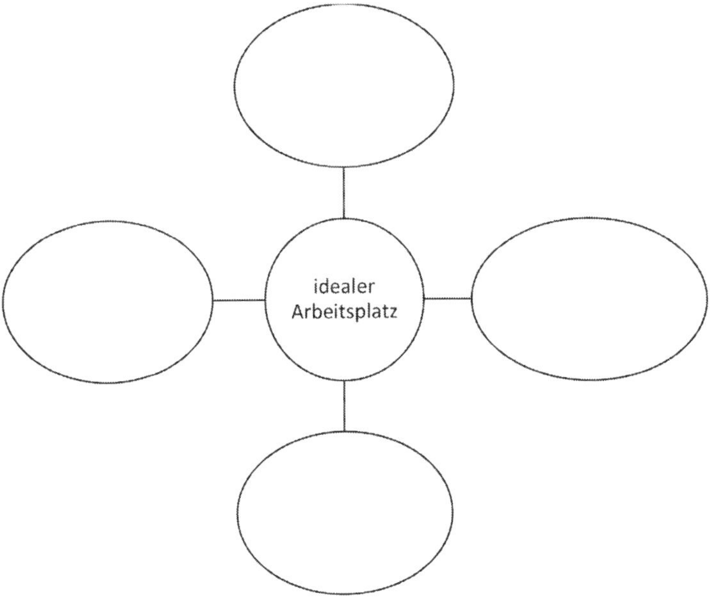

Gehen Sie auf Jobsuche! Wenn Sie mit Ihrer Anstellung nicht zufrieden sind, können Sie trotz aktueller Anstellung auf Suche gehen. Viele Berufsberater empfehlen, das zu tun, auch wenn Sie eigentlich zufrieden sind. Ihren eigenen Marktwert und Chancen zu kennen, macht Sie selbstbewusster und rettet Sie von dem Tunnelblick bezüglich der eigenen Firma und sich selbst.
Halten Sie sich das Ziel vor Augen, eine Firma zu finden, die Ihrem Idealbild nahekommt und die Sie verdient.

Schaffen Sie sich für die Jobsuche eine Routine:

- Lesen Sie die aktuellen Jobangebote beim Frühstück/Mittagessen/Kaffeetrinken oder wann auch immer Sie eine Pause machen.

- Informieren Sie Freunde über Ihr Vorhaben. Kontakte können helfen, um neue Möglichkeiten zu finden.

- Schaffen Sie sich eine bewusste Auszeit, um Ihren Lebenslauf zu aktualisieren

- Nutzen Sie alle Ressourcen, die Sie haben - Internet/Zeitung/Initiativbewerbung

Setzen Sie sich dennoch nicht selbst unter Druck, je entspannter Sie sind, umso einfacher wird die Jobsuche.

Der Job

Sind Sie mit Ihrem Beruf nicht zufrieden, sollten Sie sich darüber klar werden, was Sie eigentlich machen möchten. Nehmen Sie sich ein

weißes Blatt Papier und nutzen Sie die Brainstorming Methode. Was würden Sie gern tun? Schreiben Sie alles auf, was Ihnen zu diesem Thema einfällt. Ihre Wünsche und Ziele sind nur für Sie bestimmt, schämen Sie sich nicht, diese zu Papier zu bringen.
Haben Sie einmal alles aufgeschrieben, schreiben Sie darunter, was nötig ist, um dieses Ziel zu erreichen. Eine Weiterbildung? Eine Ausbildung? Werden Sie sich darüber bewusst, was Sie möchten und beginnen Sie damit, sich diesem Ziel zu widmen.

Falls Ihre Unzufriedenheit nicht solchen radikalen Schritten bedarf, analysieren Sie erneut, was genau Ihrer Unzufriedenheit zugrunde liegt. Ein Visionboard ist eine prima Technik, um Ziele und Wünsche visueller darzustellen. Betrachten Sie Ihre aktuelle Situation und fragen Sie sich zunächst:

- Wie wäre der Arbeitsplatz denn gut für Sie?
- Was würde Sie glücklicher und zufriedener machen?
- Wie möchten Sie sich fühlen?

Suchen Sie in Zeitungen, Zeitschriften, Werbeblättern und Ähnlichem. Fotos, Sätze und Bilder, die das, was Sie möchten ausdrücken und Ihnen ein gutes Gefühl geben, schneiden oder drucken Sie aus. Verbinden Sie diese Elemente in einer Collage. Sie haben Ihre Ziele und Wünsche verbildlicht und sollten jetzt das Visionboard an einen Ort hängen, wo Sie es täglich sehen können. Es wird Ihnen nicht nur ein gutes Gefühl geben, sondern Sie auch an Ihre Zielstellung erinnern. Diese Technik lässt sich auch super auf andere Lebensbereiche anwenden.

Gibt es konkrete Probleme in Ihrem Arbeitsumfeld, nutzen Sie die gelernten Techniken der vorherigen Kapitel, um diese Problemquelle zu eliminieren.

Sind Sie unzufrieden in Ihrer Abteilung, informieren Sie sich, ob es eine Möglichkeit gibt, diese zu wechseln. Gibt es ein Problem mit einem Kollegen, Projekt oder Ähnlichem, überlegen Sie sich, mit wem Sie sprechen könnten, um diese Situation zu verbessern. Denken Sie an die Technik der gewaltfreien Kommunikation.
Arbeiten Sie zu viele Stunden, reduzieren Sie Ihre Überstunden, die Technik des Feierabendweckers kann Ihnen helfen.

2-Beziehung

Auch hier schauen Sie sich Ihre Ergebnisse aus der ersten Phase an. Womit sind Sie nicht zufrieden? Sind Sie generell unzufrieden oder sogar unglücklich? Nutzen Sie hier die Problemkarte:

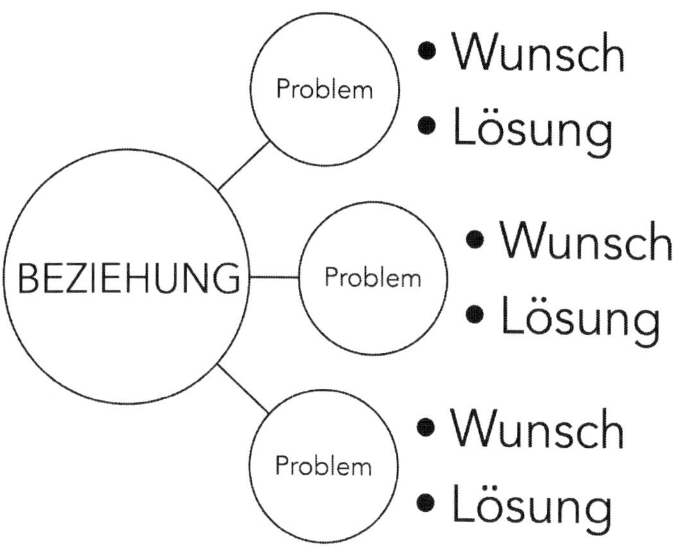

Überlegen Sie sich, wie Sie Ihre Bedürfnisse ansprechen können. Geben Sie Ihrem Partner eine Chance und werten Sie seine Kapazitäten nicht von vorn herein ab. Bei der Problemkarte kann jeder Partner seinen Wunsch zu einem bestimmten Problem äußern. Die Lösung ist im Idealfall ein Kompromiss, der die Wünsche beider Partner einbezieht. Keiner sollte sich übergangen fühlen, weder Ihr Partner, noch Sie selbst. Wenn Sie sich sagen, das versteht er ja doch nicht, geben Sie ihm auch erst gar nicht die Chance dazu.
Haben Sie keine Angst davor, nicht verstanden zu werden. Falls Ihr Partner Sie nicht versteht, sollten Sie ihm ruhig Ihren Standpunkt darstellen und ihm erklären, dass Sie Zeit für sich selbst brauchen oder Bedürfnisse haben, die jetzt Beachtung bedürfen. Denken Sie an das, was Sie benötigen und möchten und lassen Sie sich nicht davon abbringen.

3-Wohnraum

Wenn Sie allein zu Hause sind, nehmen Sie sich Zeit und gehen von Raum zu Raum. Setzen Sie sich hin und analysieren Sie, welchen Eindruck dieser Ort auf Sie macht. Was empfinden Sie als erstes, wenn Sie sich in diesem Raum befinden? Welche Adjektive kommen Ihnen in den Kopf? Schreiben Sie diese auf. Vielleicht ist der Raum dunkel, unordentlich, ungemütlich. Fragen Sie sich dann, was Sie tun könnten, um diesen Raum angenehmer zu gestalten. Ein Regal kaufen, um das Chaos zu beseitigen, einen Frühjahrsputz machen oder eine andere Glühbirne für die Lampe kaufen, damit die Atmosphäre gemütlicher wirkt, es sind meistens kleine Dinge, die einen großen Unterschied machen können.

Sie wissen, was Ihnen fehlt und was Sie brauchen. Die Problemkarte aus dem Abschnitt Beziehung, kann auf fast alles angewandt werden, denn meistens ist es nur die Lösung, die Menschen fehlt, die Ihre Probleme kennen. Falls Sie mal nicht auf Anhieb beim Nachdenken mit der Problemkarte eine Lösung finden oder diese etwas komplexer sein muss, ist das überhaupt nicht schlimm. Wie Sie komplexe Lösungen mit Substanz und Nachhaltigkeit entwickeln, lernen Sie in der achten Phase des Self-Care Programms.

Phase 5: Durchhaltervermögen und Momentum entwickeln

Silvester, Sie sitzen mit Freunden zusammen und überlegen sich wie jedes Jahr, was Sie sich für das nächste Jahr vornehmen wollen. Ein paar Neujahrsvorsätze, die Ihr Leben verändern werden und viel besser machen. Sie können es schon vor Ihrem geistigen Auge sehen. Enthusiastisch breiten Sie Ihre Flügel aus und merken aber schnell, dass Sie gar nicht fliegen können und schlagen, wie die große Mehrheit, auf dem Boden der Realität auf. Neujahrsvorsätze sind bei den meisten nach spätestens drei Monaten wieder vergessen. Aber warum ist das so? Warum halten wir nicht an unseren Zielen fest, und wie schaffen wir es, durchzuhalten?

Ganz einfach (ist es nicht)

Wer sich vorstellt, dass sich Dinge von heute auf morgen verändern lassen, liegt nicht ganz richtig. Unser größter Feind sind wir dabei

selbst. Unser Denken und Handeln zu verändern erfordert Kraft und Durchhaltevermögen. Könnte man das einfach mal so aus dem Ärmel schütteln, müssten nicht unzählige Ratgeber und Bücher zum Thema verfasst werden.
Sich Dinge einfach nur vorzunehmen ist nicht genug. Sie brauchen einen Plan. Wenn Sie Ihr Ziel nicht klar definieren und sich Strategien erarbeiten, die Ihnen helfen, am Ball zu bleiben, ist Durchhalten fast unmöglich.

Sie haben Ihre Situation in den einzelnen Lebensbereichen erfasst und sich ein klares Ziel gesetzt, jetzt geht es darum, zu beginnen, den Schwung zu finden, um Ihr Vorhaben zum Laufen zu bringen. Der Neujahrsvorsatz bei ein paar Drinks im Freundeskreis klingt zwar zuerst nach einem wichtigen Impuls, um zu beginnen, es fehlt aber eine Struktur.
Sie wollen schaukeln, schaffen es aber nur sich auf die Schaukel zu setzen und geben nach zweimal Schwung holen auf, weil es zu anstrengend ist, zu lange dauert oder nicht sofort das gewünschte Ergebnis bringt.

Wie halten Sie aber nun lange genug durch, bis Sie es schaffen, richtig hoch zu schaukeln?
Sie müssen sich ein Momentum schaffen! Sobald man erstmal hochschaukelt, bedarf es nur noch wenig Kraftaufwand, um weiterhin oben zu bleiben.
Momentum bedeutet so viel wie Bewegung. Es ist sozusagen der Impuls und die Stoßkraft, die Sie benötigen, um Ihr Projekt ins Laufen, beziehungsweise die Schaukel zum Schaukeln zu bringen.

So schaffen Sie Ihr Momentum für Ihr persönliches Vorhaben:

1-Wer wollen Sie sein, was wollen Sie erreichen?

In den vorhergehenden Übungen haben Sie herausgefunden, was Sie möchten und wo das Problem liegt. Formulieren Sie einen klaren Satz für Ihre Zukunftsvision.

„Ich werde dreimal pro Woche ins Fitnessstudio gehen.“
„Ich werde ein Buch schreiben.“
„Ich werde einen besseren Job finden.“

Schreiben Sie sich dieses Ziel dorthin, wo Sie es oft sehen können, oder bestenfalls auf Ihr Visionboard.

2-Entscheiden Sie sich bewusst für Ihr Ziel

Treffen Sie eine bewusste und klare Entscheidung für Ihre Zukunftsvision. Das bedeutet, sich gegebenenfalls gegen etwas anderes entscheiden zu müssen oder Kompromisse einzugehen. Nicht alles geht im gleichen Moment. Wenn Sie etwas erreichen möchten, blenden Sie Dinge, die Sie davon abhalten aus. Haben Sie das Gefühl, dass Sie zu viel zu tun haben und am Ende gar nichts schaffen, dann sollten Sie gewarnt sein. Sie haben sich zu viel aufgebürdet und blockieren am Ende durch den enormen Druck, den Sie sich selbst gemacht haben. Treten Sie einen Schritt zurück und versuchen einen Überblick über die Gesamtsituation zu bekommen. Was bringt Sie weiter und was nicht? Nehmen Sie Abstand von zu vielen Dingen im gleichen Moment.

3-Disziplin

Bis das Schaukeln leichter fällt und fast von allein geht, ist eine Anfangsdisziplin unumgänglich. Eine Morgenroutine, ein Wochen- und Tagesplan oder Deadlines für Ihre Zwischenziele sind nur einige Beispiele, um diszipliniert zu arbeiten. Wie Sie verschiedene Techniken für diszipliniertes Umsetzen Ihrer Visionen entwickeln können, erfahren Sie in Phase 6.

4-Warten Sie nicht auf „bessere Umstände"

Beginnen Sie sofort. Warten Sie nicht, bis es vielleicht besser passt. Ausreden sind schnell gefunden, aber die bringen Sie nicht weiter. Beginnen Sie gleich mit der Umsetzung. Schauen Sie dabei nicht auf eventuelle Endergebnisse, sondern konzentrieren Sie sich auf das, was Sie im Moment tun, sobald Sie Schwung haben, regelt der Rest sich von allein.
Halten Sie sich das, was Sie erreichen wollen vor Augen und geben Sie alles.
„Ich werde es versuchen“ oder „Ich mache erstmal dies und das“ sind die „Momentumkiller“. Nur wenn sie alles geben, können Sie alles bekommen. Denken Sie an dieser Stelle nochmal an das Pareto-Prinzip.

5-Erfolge feiern

Was kann uns mehr motivieren als ein erreichtes Ziel?
Nehmen Sie Ihre Fortschritte bewusst wahr und feiern Sie Ihre Erfolge. Sprechen Sie sich positiv zu und konzentrieren Sie sich nicht auf alles das, was noch zu machen ist oder was zu Beginn vielleicht nicht sofort geklappt hat.

Phase 6: Selbstfürsorgliches Gedankengut

Nachdem Sie Ihre Problematik identifiziert, die Ziele manifestiert und die ersten Schritte zur Veränderung gegangen sind, finden Sie hier praktische Tipps, wie Sie Ihren Tag besser planen, Ihren „Schwung" bekommen und Ihr Ziel nachhaltig verfolgen können.

1-Beginnen und beenden Sie den Tag positiv

Je besser Sie in den neuen Tag starten, desto einfacher werden Sie die Herausforderungen, die Ihnen begegnen, stemmen können. Auch wenn Sie sehr früh aufstehen müssen, überlegen Sie sich, wie Sie diesen Moment so angenehm wie möglich gestalten können. Möglicherweise können Sie sich mit Ihrem Lieblingslied wecken lassen, um langsam wach zu werden und angenehm in den Tag zu starten. Oder Sie haben schon am Vortag einen Obstsalat vorbereitet, den sie zum Frühstück essen möchten. In der nächsten Phase lernen Sie, wie Sie Ihr eigenes Morgen- und Abendritual finden, das Ihnen ein gutes Gefühl gibt und Ihnen hilft, angenehmer in den Morgen zu starten.

2-Planen Sie Ihre Woche (realistisch)

Setzen Sie sich jeden Tag kleine Ziele, die Sie Ihrem großen näher bringen.
Egal, was Ihr Vorhaben ist, planen Sie, jeden Tag etwas dafür zu tun. Realistisch dabei zu sein, schützt Sie vor der Frustration, Ihrem sich selbst auferlegten Druck nicht stand zu halten. Schreiben Sie maximal

fünf Punkte pro Tag auf, beginnen Sie aber lieber mit weniger. Ein Wochenplan hilft Ihnen, die Übersicht zu behalten und nicht chaotisch durcheinander zu arbeiten. Haben Sie Ihre To-Do Liste abgearbeitet, können Sie sich eine Auszeit nehmen. Belohnen Sie sich selbst mit etwas, was Ihnen besonders guttut. Arbeiten Sie nicht für den nächsten Tag vor, das laugt Sie auf die Dauer nur aus, da Ihr Arbeitspensum nur immer größer wird. Wenn Ihre Woche gut durchgeplant ist und Sie die Tipps umsetzen, wird das auch nicht nötig sein. Gönnen Sie sich bewusst Ihre Ruhezeiten, diese sind wichtig, um erholt in den nächsten Tag zu starten.

Schreiben Sie sich für die kommende Woche einen Wochenplan:

MONTAG	DIENSTAG	MITTWOCH	DONNERSTAG	FREITAG

Dokumentieren Sie diese Woche folgende Aspekte:

- Haben Sie Ihren Plan geschafft?
- Wie haben Sie sich gefühlt bei Erreichen beziehungsweise Nichterreichen?

In Phase 7 werden Sie diesen Wochenplan auswerten und verschiedene Techniken lernen, ihn selbst an Ihre Bedürfnisse anzupassen.

3-Setzen Sie sich ein Tagesziel

Wählen Sie den wichtigsten Punkt in Ihrem Wochenplan eines jeden Tages und setzen Sie sich ein Ziel. Schreiben Sie es auf einen kleinen Zettel, den Sie bei sich tragen. Ist das Tagesziel erledigt, können Sie den Zettel wegwerfen.
Das Tagesziel sollte der wichtigste Punkt in Ihrem Wochenplan an diesem Tag sein. Einmal erreicht, wird Sie das motivieren, um auch die anderen Punkte in Angriff zu nehmen.

Setzen Sie sich eine Erinnerung. Stellen Sie einen Wecker eine halbe Stunde bevor Sie die Arbeit verlassen wollen oder bevor Sie sich mit sich selbst verabredet haben. Die halbe Stunde gibt Ihnen die Zeit, etwas zu beenden, sich zu verabschieden oder beispielsweise Ihren Partner an Ihr Vorhaben zu erinnern.

4-Seien Sie konsequent

Erfolgreiche Menschen verfolgen Ihre Ziele konsequent. Sie lassen sich nicht von Ihren Vorhaben abbringen oder zu etwas anderem hinreißen. Visualisieren Sie Ihre Wünsche und Ideen und sagen Sie sich selbst, was Sie heute machen WERDEN.

„Ich werde heute früher nach Hause gehen.“
„Ich werde heute Sport machen.“
„Ich werde heute dies oder das tun“

Versucht Sie jemand davon abzuhalten, seien Sie höflich, aber bestimmt und lehnen Sie Bitten ab.

„Heute geht es leider nicht.“
„Es tut mir leid, aber ich muss jetzt gehen.“

Legen Sie sich einen Satz bereit, der Sie selbst überzeugt und nutzen Sie ihn, wenn jemand Sie um einen Gefallen oder Ihre Zeit bittet. Werden sich Ihrer Prioritäten bewusst und denken Sie daran, dass Sie nicht immer alles können und müssen. Sie müssen sich für das Wichtigste entscheiden. Wägen Sie ab, ob es sich tatsächlich um eine „Muss-Veranstaltung“ handelt oder ob Sie diesen Termin problemlos überspringen können. Lernen Sie „Nein“ zu sagen und sich klar für sich selbst zu entscheiden.

Das Negativmonster

Es ist überhaupt nicht oft genug zu erwähnen, dass der Weg, sich selbst zu verändern und besser für sich zu sorgen, manchmal ein langer und holpriger sein kann. Genauso wie Sie nicht erwarten können, den Traumkörper nach einem Fitnessstudiobesuch zu bekommen, können Sie auch nicht erwarten, dass nach ein paar Mal selbst über sich nachdenken alles gelöst ist. Rückschläge gibt es immer wieder, das ist normal und ein Teil des Prozesses. Auch wenn Sie die Theorie verstehen, braucht die Praxis Zeit, um sich zu etablieren. Gerade am Anfang wird es häufiger vorkommen, dass Sie sich mit Ängsten,

Zweifeln, Sorgen und Unsicherheiten quälen. Veränderung bedeutet, die Komfortzone zu verlassen und sich durchaus „unbequem“ zu fühlen.

Akzeptieren Sie diese Momente als Bestandteil des Prozesses und schieben Sie diese nicht weg oder unterdrücken sie gar.

Das Negativmonster ist am Anfang vielleicht sehr groß, wird aber mit der Zeit immer kleiner werden. Behandeln Sie es liebevoll.

Wenn es Sie dann besuchen kommt, akzeptieren Sie, dass es da ist und fragen Sie sich, woher die Angst oder Unsicherheit gerade kommt und ob diese wirklich gerechtfertigt ist. Einfache Tipps, um das Negativmonster zu kontrollieren:

1-Das Lance Armstrong Prinzip

Angst und Selbstzweifel sind normal und betreffen alle. Wie Sie sich aus dieser Spirale lösen können, hat der Sportler Lance Armstrong erfolgreich vorgemacht. Seine Marke „live strong“ ist zurückzuführen auf ein Armband, das er immer trug. Überkamen ihn nun Selbstzweifel, wechselte er das Armband von dem einen Handgelenk zum anderen. Mit dieser Geste erinnerte er sich an seine Ziele und fokussierte sich auf das, was er gerade machte und nicht auf aufkommende Ängste vor Zukünftigem.

Ebenso funktioniert ein einfacher Gummi um das Handgelenk. Befinden Sie sich in einer Situation, in der Sie durch Angst oder Unsicherheiten blockiert werden, schnipsen Sie den Gummi gegen Ihr Gelenk. Der leichte Schmerz bringt Sie wieder zurück ins Hier und Jetzt und hilft dabei sich auf Gegenwärtiges zu konzentrieren und sich nicht in anderen Dingen zu verlieren.

2-Meditieren

Gerade nachts erwischt es sicherlich viele. Sie liegen im Bett und sind müde, können aber trotzdem nicht einschlafen, weil ihr Kopf alle möglichen Zweifel und Sorgen wälzt. Meditation hilft, besser einzuschlafen oder zu entspannen. Auch in der Mittagspause oder zehn Minuten am Nachmittag kann das hilfreich sein, um die negativen Gedanken und Sorgen wieder in den Griff zu bekommen. Es können auch einfach durch Stress und anstehende Herausforderungen verursachte Gedanken ausgeblendet werden..

3 Gründe, weshalb Meditation sinnvoll ist:

1. Meditation hilft gegen Stress

Die Grundlage der Meditation ist, Atmung und Gedanken zu kontrollieren und sich zu entspannen. Forscher fanden heraus, dass bei der Meditation der Blutdruck sinkt, die Muskeln sich entspannen und sich die Gehirnaktivität verlangsamt. Der Körper begibt sich in einen tiefen Entspannungszustand.

2. Sorgen abschalten

Einer der Forscher der Johns Hopkins University School of Medicine sagte, dass Meditation wie ein Antidepressivum auf den Körper wirkt. Mantras, Meditation und sich wiederholende Bewegung halten das Gehirn davon ab, sich auf unsere Gedanken zu konzentrieren. Unser Kopf kann sich vom vielen Nachdenken erholen.

3. Emotionen und Ängste

Meditation hilft uns, ausgeglichener und ruhiger mit Emotionen umzugehen. Oft wird Meditation auch zur Angstbewältigung eingesetzt.

Meditation kann überall ausgeführt werden und benötigt keinerlei Hilfsmittel. Sind Sie allerdings ein Anfänger auf diesem Gebiet, können Meditations-Apps und geführte Meditationen eine gute Hilfestellung sein.
Die 7-Mind-App oder der Headspace Kanal auf Youtube sind gute Möglichkeiten, um das Meditieren für sich zu entdecken.

3-Tief ein- und ausatmen

Die Atmung ist der Messfühler unserer Gemütslage. Haben wir Angst, wird unsere Atmung flacher, der Blutdruck erhöht sich und damit auch der Herzschlag, der Körper verfällt in Stress. Um sich schnell zu beruhigen, gilt es, die Atmung zu kontrollieren.
Befinden Sie sich in einer angespannten Situation, sollten Sie sich die Pranayama-Technik aus dem Yoga zu Nutze machen.
Dabei wird nicht nur bewusster geatmet, sondern auch der Prozess des Ausatmens verlängert. Befinden Sie sich in einer Stresssituation, atmen Sie bewusst und tief für etwa vier Sekunden ein und danach für sechs Sekunden aus. Nach nur kurzer Zeit wird sich Ihr Herzschlag beruhigen und Sie können stressfrei Ihre Aufgabe erledigen. Achten Sie dabei vor allem auf den Wechsel zwischen ein- und ausatmen, beziehungsweise zwischen aus- und einatmen. Konzentrieren Sie sich auf diesen Wechselpunkt der Atmungsrichtung und führen Sie diesen bewusst langsamer als gewöhnlich aus.

4-Beeinflussen Sie Ihr Unbewusstsein positiv

Um sich selbst positiv zu beeinflussen, müssen Sie lernen, mit Ihrem Unbewusstsein in Kontakt zu treten, um Ihre Ziele und Wünsche zu visualisieren. Die sogenannte Autosuggestion funktioniert kurz vor dem Einschlafen am besten. Alpha- Theta- und Deltawellen sind diejenigen Gehirnwellen, die wir brauchen, um zu unserem Unbewusstsein durchzudringen. Diese sind besonders präsent in der Entspannungs- und Schlafphase.
Bevor Sie einschlafen, visualisieren Sie Ihr Ziel mit lebhaften Bildern und stellen Sie sich vor, wie es aussieht, wenn Sie dieses erreicht haben. Machen Sie diese Übung täglich, und Ihr Mindset wird dahingehend nach und nach umprogrammiert.

Phase 7: Automatisieren und internalisieren

Gewohnheiten und Denkstrukturen zu ändern, bedarf Zeit und anfangs auch nicht unwesentlicher Disziplin. Eine Studie des European Journal of Social Psychology hat ergeben, dass eine Mindestdauer von über zwei Monaten nötig ist, um langfristig Verhaltensmuster zu ändern. Dabei spielen viele Faktoren eine Rolle, je nach Testperson und persönlicher Einstellung kann diese Zeit auch problemlos überschritten werden. Bis Sie die Veränderung als eine Selbstverständlichkeit empfinden, müssen Sie Techniken nutzen, die Ihre Zielstellung in den Alltag integrieren.

Routinen, beziehungsweise feste Pläne zu machen, können dabei hilfreich sein. Aber seien Sie vorsichtig, nicht zu überplanen! Lieber kleine Schritte, als keine Schritte. Wenn Sie sich zu viel vornehmen, ist die

Überforderung nahe und schnell werden Sie merken, dass Sie nichts von Ihrem Vorhaben einhalten und nichts von Ihrer Zielliste schaffen können.

In Phase 6 haben Sie eine To-Do Liste erstellt, um die wichtigsten Punkte in Ihrer Woche zu planen. Wie hat die Liste für Sie funktioniert? Konnten Sie alles umsetzen?
Falls ja, herzlichen Glückwunsch! Falls nicht, gehören Sie zu der Mehrheit. Hier einige Techniken und Anregungen, wie Sie besser planen können.

1-Finden Sie die richtige Planungsmethode:

Es gibt die verschiedensten Methoden zum Zeitmanagement. Wie Sie sich mehr Freiräume und Zeit für sich sichern, haben Sie bereits in vorangegangenen Kapiteln gelernt, jetzt soll es darum gehen, wie Sie Ihre Woche effektiv planen können.
Haben Sie sich letzte Woche mit Ihren Aufgaben übernommen? Sie sind damit nicht allein. Diese beiden Techniken werden Ihnen helfen, Ihre Aufgaben besser zu planen.

Die ALPEN-Methode

Wenn Sie Ihre Woche am Sonntagabend planen, nutzen Sie die Alpenmethode, bevor Sie festlegen, wann Sie wie viel erledigen. Analysieren Sie die folgenden Punkte:

A=Aufgaben
Welche Dinge und Aktivitäten müssen Sie in der nächsten Woche erledigen.

L=Länge
Wie viel Zeit brauchen Sie für die jeweiligen Aufgaben?

P=Pufferzeiten
Planen Sie Pufferzeiten für Unvorhergesehenes ein.

E=Entscheidungen priorisieren
Sortieren Sie Ihre Aufgaben nach Wichtigkeiten. Mit der nachstehenden Eisenhower-Methode können Sie lernen, wie man einfacher priorisieren kann.

N=Nachkontrolle & Unerledigtes
Planen Sie Zeit für die Nachkontrolle und unerledigte Dinge vom Vortag ein.

Die Eisenhower Methode

Dieses Modell wird Ihnen helfen, Ihre Aufgaben je nach Priorität und Dringlichkeit zu differenzieren. Dabei werden vier verschiedene Aufgabenfelder unterschieden:

NICHT DRINGEND WICHTIG	DRINGEND WICHTIG
NICHT DRINGEND NICHT WICHTIG	DRINGEND NICHT WICHTIG

Priorisierung der Aufgaben:

Dringend & wichtig:
Diese Aufgaben sollten Sie sofort und zuerst bearbeiten.

Nicht dringend & nicht wichtig:
Diese Aufgaben sollten Sie vorerst streichen.

Dringend & nicht wichtig:
Diese Aufgaben sollten Sie delegieren.

Nicht dringend & wichtig:
Für diese Aufgaben sollten Sie einen verbindlichen Termin festlegen.

2-Optimierung von bestehenden Routinen

Vielen Dingen müssen Sie täglich so oder so nachgehen. Dazu gehören die Dinge wie essen, schlafen, Pausen machen, aufstehen etc., die in Maslows Pyramide zu den Grundbedürfnissen zählen.
Diese Routinen sind jetzt schon in Ihrem Alltag verankert. Fragen Sie sich, ob Sie diese verbessern können, um selbstfürsorglicher zu sein. Möchten Sie etwas ändern, brauchen Sie nicht extra Zeit einplanen, sondern sich nur daran gewöhnen die vorhandene Routine umzustellen.
Denken Sie darüber nach, welche der täglichen Aufgaben mit Ihren Wünschen und Zielen zu tun haben. Sie wollen sich beispielsweise gesünder und ausgewogener ernähren? Auch hier gilt, weniger ist mehr. Sich durch harte Disziplinen zu quälen und von heute auf morgen alles radikal verändern zu wollen, erzielt meistens nicht die Ergebnisse, die

Sie sich wünschen. Denken Sie zurück an die Neujahrsvorsätze. Ein kontinuierlicher Plan, der Sie sanft an die neue Situation gewöhnt, ist längerfristig besser, als die Alles-oder-Nichts Methode. Nehmen Sie sich kleine Dinge vor.

So können Ihre Grundroutinen modifizieren:

1. Schaffen Sie sich eine Morgenroutine und ein Abendritual

Aufstehen fällt den meisten schwer, wir quälen uns aus dem Bett und fallen nach einem anstrengenden Tag geschafft wieder hinein. Im vorherigen Kapitel haben Sie gelernt, dass es wichtig ist, den Tag positiv zu starten und zu beenden.

Morgenroutine:

Frisch und gut gelaunt in den Tag zu gehen ist kein Hexenwerk. Bauen Sie sich eine Routine auf, die es Ihnen ermöglicht, entspannt in den Tag zu starten. Hier einige Anregungen. Bauen Sie sich den Morgen so auf, dass Sie mit einem guten und positiven Gefühl den Tag beginnen.:

1-Aufwachen
Brutal mit einem Piep-Ton aus dem Schlaf gerissen zu werden oder mit angenehmer Musik oder Geräuschen, macht einen riesigen Unterschied.
Stellen Sie Ihren Wecker um und wachen Sie mit Ihrem Lieblingslied oder dem Rauschen von Wellen auf. Sie werden so langsam und angenehm aus dem Schlaf geholt, anstatt sofort im Bett zu stehen und Stresshormone auszustoßen.

2-Frische Luft

Öffnen Sie die Fenster und atmen Sie frische Luft ein. Nehmen Sie sich ein paar Minuten, Zeit, genießen Sie bewusst diesen Moment und freuen Sie sich auf den Tag.

3-Trinken Sie Wasser

Verschiedene Studien haben ergeben, dass das morgendliche Wasser die Verdauung und den Kreislauf anregt. Stellen Sie eine Flasche Wasser neben Ihr Bett und trinken Sie einen kräftigen Schluck gleich nach dem Aufstehen.
Außerdem ist der Wasserhaushalt im Körper nach dem Schlaf sehr schlecht. Sie haben zwischen sechs und neun Stunden nichts getrunken. Außerdem schwitzt man auch viel im Schlaf.

4-Bereiten Sie sich für den Tag vor

Nehmen Sie sich Zeit für die Morgenhygiene, eine erfrischende Dusche, Make-up, ein schönes Outfit. Fühlen Sie sich wohl in Ihrer Haut.

5-Frühstücken Sie in Ruhe

Ein ausgewogenes Frühstück gehört zu den wichtigsten Mahlzeiten am Tag.
Nehmen Sie sich Zeit dafür und bereiten Sie sich etwas Leckeres zu.
Am besten wäre es, wenn Sie das schon am Vortag vorbereitet haben.

6-Meditieren Sie

Nehmen Sie sich zehn Minuten Zeit am Morgen und meditieren Sie. Denken Sie nicht an bevorstehende Aufgaben, sondern kontrollieren Sie Ihre Atmung und entspannen Sie sich.

7-Machen Sie Ihr Bett

Falls Sie Probleme haben, morgens in die Gänge zu kommen, machen Sie Ihr Bett, um sich zu aktivieren und wach zu werden. Außerdem wirkt es angenehm, wenn Sie am Abend wieder ins Bett gehen. Darüber hinaus überlisten Sie damit Ihre innere Trägheit und werden auch andere Aufgaben über den Tag hinweg leichter erledigen können.

8-Schreiben Sie Ihre Gedanken auf

Bekommen Sie gleich am Morgen den Kopf frei und schreiben Sie alles auf, was Ihnen während der ersten fünf Minuten in den Kopf kommt. Einzelne Wörter, zusammenhangslose Sätze oder einfach nur „bla bla". Sie werden Ihren Kopf freibekommen und sich wundern, welche Ideen aus Ihrem Unbewusstsein hervorkommen.

9-Der Morgen gehört Ihnen

Nutzen Sie den Morgen für Ihre persönlichen Ziele. Je früher Sie aufstehen, umso ungestörter können Sie an Ihren Vorhaben arbeiten. Legen Sie, wenn möglich, Sport in die Morgenstunden oder lesen Sie ein paar Seiten in einem interessanten Buch. Nutzen Sie den Morgen für persönliche Ziele, und so werden Sie diese kontinuierlich und ungestört erreichen.

Abendritual:

Abends haben viele von uns mehr Verpflichtungen und können sich nicht so viel Freiraum schaffen wie am Morgen. Finden Sie ein kleines Ritual, bevor Sie schlafen gehen. Ein paar Seiten eines guten Buches, Ihre Lieblingsmusik oder Meditation. Versuchen Sie zu vermeiden, das Handy kurz vor dem Schlafengehen zu nutzen.

2. Nutzen Sie Ihre Grundbedürfnisse bewusst

Sie müssen einkaufen gehen, Sie müssen essen und trinken. Analysieren Sie Ihre normale Einkaufsliste und fragen Sie sich, ob Sie gesund und ausgewogen einkaufen. Beschäftigen Sie sich mit Ihrer Ernährung und kaufen Sie gesünder ein. Wenn Sie Ihre Ernährung umstellen wollen, machen Sie sich wieder einen Wochenplan. Haben Sie immer eine Flasche Wasser dabei! Die meisten vergessen, genug zu trinken, auch das lässt sich einfach in Ihren Alltag integrieren.

3-Neue Routinen schaffen

Sie haben gelernt, wie Sie sich Freiräume schaffen können und Zeit für neue Aktivitäten finden. Bauen Sie diese nun fest in Ihren Wochenplan ein. Stellen Sie sich Wecker zur Erinnerung, blockieren Sie diese Zeiten in Ihrem privaten und beruflichen Kalender und halten Sie durch, bis sich die Routine fest eingefahren hat.

Flexibilität

Natürlich kann es passieren, dass sich manchmal der Tag ein wenig verschiebt oder Dinge dazwischen kommen, die Sie nicht eingeplant haben. Ein wenig Flexibilität gehört zum Leben dazu. Seien Sie aber flexibel sich selbst und nicht den anderen gegenüber. Können Sie eher das Büro verlassen, dann gehen Sie eher zum Sport oder gehen der Tätigkeit nach, die Sie sich vorgenommen haben. Werden Sie um Hilfe gebeten, dann helfen Sie gern, nachdem Sie Ihre Dinge erledigt haben. Flexibel sein bedeutet, sich der Situation anzupassen, aber nicht sich hinten anzustellen.

Phase 8: Eigene Lösungen entwickeln

Herzlichen Glückwunsch! Sie haben sieben Phasen mit Bravour gemeistert und Ihren Alltag Ihren Zielen angepasst und nach diesen gehandelt.

Es ist leider nicht mit zwei Wochenplänen und ein paar Einschlaf-Tipps abgetan. Der Alltag ist stressig und teilweise problematisch und so neigen wir alle schnell dazu, unbequeme Neuerungen über Bord zu werfen. Halten Sie durch und werfen Sie nicht das Handtuch! Akzeptieren Sie diesen Prozess der Veränderung als einen Teil Ihres Lebens, der manchmal hart ist und viel Energie kostet, der seine Tiefpunkte hat und Selbstzweifel aufkommen lässt.

Das Gleichgewicht zwischen den eigenen Bedürfnissen, Prioritäten, Freunden und Familie zu finden ist nicht leicht. Viele Dinge, Ideen und Gedanken werden Ihnen durch den Kopf gehen und vielleicht haben Sie das Gefühl, dass Sie allen Dingen nur schwer gerecht werden können. Jetzt geht es darum, eigene Motivationstechniken und Lösungsansätze zu entwickeln, um am Ball zu bleiben und Ihre Wünsche und Freiräume als festen Bestandteil langfristig zu stabilisieren.

Wenn der erste Impuls, der erste Motivationsschub vorbeigeht, kommt meistens ein Motivationstief, denn auch wenn wir es nicht wahrhaben wollen, Motivation ist leider keine Konstante. Die Motivationskurve kann stark schwanken und eine Durststrecke folgt.

GEWÖHNLICHE MOTIVATIONSSCHWANKUNGEN

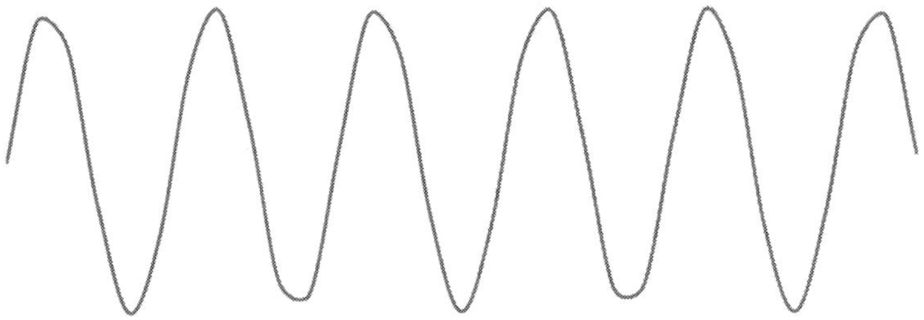

Es ist wichtig, dass Sie darauf vorbereitet sind und Techniken entwickeln, die Sie nicht nur durch das Tief bringen, sondern auch dem Tief entgegenwirken und Sie nicht so weit abstürzen lassen. Wie können Sie das tun?

Fünf Konzepte, um das Motivationsloch zu überwinden:

1-Motivation und Zielorientierung

Zielvisualisierung:

Visualisieren Sie Ihr Ziel jeden Tag und erinnern Sie sich vor allem daran, wenn Sie an Ihren Tiefpunkt gelangen.
Finden Sie die richtige Technik, die Sie motiviert, sich Ihre Ziele vor Augen zu führen.

- Visionboard

In vorherigen Kapiteln haben Sie über Visionboards gelesen. Bringen Sie Ihr Ziel in einer Collage unter. Finden Sie Bilder, die Sie motivieren und Ihnen ein gutes Gefühl geben und hängen Sie diese an einen für Sie gut sichtbaren Ort.

- Erinnerungen

Machen Sie sich kleine Erinnerungen an Ihre Wünsche in Ihrer Wohnung:

- Schreiben Sie sich kleine Motivationsnachrichten und hängen sie an sichtbaren Orten, wie beispielsweise an Ihrem Kühlschrank, an den Spiegel oder an das Schlüsselbrett auf.

- Besorgen Sie sich einen Gegenstand, den Sie bei sich tragen können und der Sie aufheitert, wenn Sie gerade nicht motiviert sind.

Visualisieren Sie sich selbst als Gewinner:

Stellen Sie sich selbst vor, wie Sie sein werden, haben Sie erstmal Ihre Ziele erreicht. Eine selbstbewusste ehrgeizige Person, die erfolgreich Ihre Ziele umgesetzt hat. Wenn Sie ein Motivationsleck haben, fragen Sie sich, was diese Person wohl machen würde. Würde sie auf dem Sofa sitzen und sich gehen lassen oder das anpacken, was anzupacken ist? Werden Sie zu der Person, die Sie sein wollen und handeln Sie in deren Interesse.

Steigern Sie Ihre Willenskraft:

Die Willenskraft beziehungsweise Disziplin wirkt den Motivationstiefs entgegen. Wobei es sich bei dem Faktor Motivation um einen sehr schwankenden Zustand handeln kann, ist Disziplin viel konstanter. Disziplin kann man lernen und steigern und damit vermeiden, soweit in das Motivationsloch zu fallen und nur schwer wieder herauszukommen.

- **Challanges**

„Gamefikation" ist ein bekanntes Werkzeug, um Menschen zu disziplinieren, mit einem Projekt fortzufahren. Machen Sie sich das zu Nutze und setzen Sie sich kleine Ziele, die Sie erreichen möchten. Belohnen Sie sich bei Erfolg, das steigert nicht nur die Willenskraft, sondern auch die Motivation.

- **Motivationskalender**

Arbeiten Sie mit Tools, die Ihnen klar zeigen, wie viel Sie schon geschafft haben. Das kann ein Kalenderformat sein, bei dem Sie jedes Mal ein Kästchen ausmalen oder wegstreichen können, sobald Sie etwas geschafft haben. Das Visualisieren der Aufgaben, die Sie geschafft haben, gibt Ihnen direkt einen positiven Schub und motiviert Sie, weiterzumachen.

2-Memento Mori

Zeit ist das Kostbarste, was wir haben. Sie zu vergeuden heißt, unsere Ziele nicht erreichen zu können. Werden Sie sich darüber bewusst, wie wichtig es ist, Ihre Zeit richtig zu nutzen, um Ihre Wünsche umzusetzen. Wenn Ihnen klar wird, dass Sätze wie:

„Das mache ich irgendwann/später mal."
„Wenn ich mal Zeit habe, dann..."

Sie überhaupt nicht weiterbringen, wird Ihnen das helfen, sich mit Ihren Vorhaben jetzt auseinanderzusetzen. Schieben Sie die Dinge nicht auf, Sie wissen nicht, ob Sie sie später noch machen können.

3-In der Ruhe liegt die Kraft

Keiner schafft es, immer top motiviert zu sein. Gehen auch Sie nicht mit dieser Erwartung an Ihr Projekt. Sie brauchen Auszeiten und müssen sich selbst erlauben auch mal faul zu sein und nichts zu tun, damit der nächste Tag umso produktiver wird. Machen Sie sich bewusst, wenn Sie sich in einem solchen Moment befinden und tun Sie etwas, um sich auszuruhen. Genau wie Sie sich bewusst für Ihr Vorhaben entscheiden sollten, sollten Sie sich für einen faulen Tag entscheiden, um sich später nicht mit Gewissensbissen zu quälen.

4-Keine Angst vorm Ausprobieren

Lassen Sie sich von anderen inspirieren. Machen Sie sich Ideen von anderen zu Nutze und probieren Sie diese aus. Jeder Mensch funktioniert anders ,und nicht jeder Lösungsansatz ist für alle der richtige. Seinen Sie kreativ und kombinieren Sie Ideen, oder filtern Sie sich das für Sie Relevante raus.

- Danny Ally beispielsweise spricht von der 20-Ideen-Methode.

Demnach sollte man das Ziel, das man erreichen möchte aufschreiben und dazu zwanzig Ideen finden, wie es möglich ist, das selbige zu erreichen. Probieren Sie solche und ähnliche Techniken ruhig aus. Unser täglicher Tunnelblick vermittelt uns manchmal den Eindruck, dass es nur schwarz oder weiß gibt, aber das ist nur selten der Fall, meistens sehen wir nur andere Möglichkeiten nicht. Wenn Sie sich damit auseinandersetzen, wie viele verschiedene Ansätze es gibt, wird Ihnen das helfen, weitsichtiger zu handeln und viel schneller Lösungen zu finden.

- Cordula Nussbaum spricht von kreativen Chaoten und dem „anderen Zeitmanagement“, Ziele jeder Art erreichen durch eine kreative Organisation der Zeit und der Gedanken.

- Bodo Schäfer spricht über das richtige Mindset in der Geschäftswelt und gibt hilfreiche Tipps, seine beruflichen Ziele zu erreichen.

- Gabriel Azinov erläutert den psychologischen Aspekt zum Thema Zielerreichung und mentale Steuerung.

Es gibt noch unzählige andere Beispiele. Auch die TED-Talks halten zu jedem Thema etwas bereit und können Sie für Ihr eigenes Vorhaben inspirieren und motivieren. Orientieren Sie sich an Menschen, die es geschafft und ihre Ziele erreicht haben. Suchen Sie sich diese Menschen in Ihrem nähren Umfeld. Nur solche Leute werden Sie voranbringen und anstoßen. Achten Sie darauf, sich mit Personen zu umgeben, die Ihrem Ziel zuträglich sind.

5-Dankbarkeit

Vergessen Sie nicht bei aller Arbeit und Zielstrebigkeit auch kurz durchzuatmen und sich bewusst zu werden, was Sie alles schon erreicht haben und was Sie alles schon „besitzen".

Ein Dankbarkeitstagebuch ist ein gutes Werkzeug, um sich klar darüber zu werden, wie viele positive Dinge Sie in Ihrem Leben schon geschafft haben.

Nehmen Sie sich dazu ein Tagebuch und schreiben Sie, bevor Sie ins Bett gehen auf, wofür Sie an diesem Tag dankbar sind, welche positiven Dinge sich ereignet haben und alles Schöne, das Sie an diesem Tag gefühlt haben. Lesen Sie es sich noch einmal durch, bevor Sie schlafen gehen und wenn Sie Ihren nächsten Durchhänger haben, nehmen Sie es sich zur Hand.

Schreiben Sie alles auf, was Ihnen einfällt, egal wie klein es Ihnen vorkommt.

Erfolg und Zukunft

Reflexion

Machen Sie sich Ihren Fortschritt bewusst!
Acht lange Phasen sind jetzt vergangen seitdem Sie angefangen haben, Ihre Gedanken zu ordnen und sich über Unzufriedenheit, Probleme, aber auch Wünsche und Ziele bewusst zu werden.
Sicherlich haben Sie in dieser Zeit viele Dinge ausprobiert, die manchmal mehr oder weniger funktioniert haben. Der Weg ist zunächst nicht leicht und manchmal gibt es Rückschläge. Dennoch ist es wichtig, dass Sie (an)erkennen, was Sie geschafft haben und was sich in ihrem Leben verändert hat, seitdem Sie begonnen haben. Da es für unser Hirn leichter ist, Dinge zu verarbeiten und anzunehmen, die man mit den Augen sehen kann, stellen Sie in folgender Tabelle gegenüber, wie Ihre anfängliche Situation war und wie die gegenwärtige sich verändert hat. Nutzen Sie die Aufzeichnung vom Anfang des Ratgebers, wenn nötig.
Was war Ihr Problem beziehungsweise wie (un)zufrieden waren Sie am Anfang und was hat sich verändert. Wie ist die gegenwärtige Situation und wie zufrieden sind Sie jetzt?

Schauen Sie sich noch einmal die Übung in Phase 1 an. Sie sollten einschätzen auf einer Skala von 1-10, wie zufrieden Sie mit der Situation in dem jeweiligen Feld sind. Kopieren Sie Ihre Bewertung für die einzelnen Bereiche aus Phase 1 und bewerten Sie dann erneut, wie zufrieden Sie jetzt sind. Konnten Sie einige Ziele und Wünsche umsetzen?

	Situation / Problematik Phase 1	Allgemeine Zufriedenheit Phase 1	Wünsche/ Ziele	Situation Ergebnisse Phase 8	Allgemeine Zufriedenheit Phase 8
Beruf					
Erziehung					
Beziehung					
Wohnraum					
Körper					
Seele					

Schauen Sie sich die Ergebnisse an, und auch wenn Sie das Gefühl haben, dass noch viel zu tun ist, seien Sie dennoch glücklich über Ihre Fortschritte. Seien stolz auf das, was Sie geschafft haben. Sie haben gesehen, dass Sie mit kleinen Veränderungen Großes bewirken können. Vergleichen Sie in den ersten Monaten regelmäßig Ihre Zwischenergebnisse, bis das irgendwann nicht mehr nötig ist, da sich Ihre Maximen und Ihr Gedankengut grundlegend verändert haben und damit auch Ihr Verhalten in Hinblick auf den Umgang mit Ihnen selbst.

Viel Erfolg! Die Zukunft gehört Ihnen

Leider wird Selbstfürsorge in unserer Gesellschaft immer noch zu sehr unterschätzt und als unwichtig abgetan. Dabei ist sie die Grundlage, damit alle anderen Dinge erfolgreich und zufriedenstellend gemeistert werden können. In diesem Ratgeber konnten Sie über die Wichtigkeit dieses Themas in den jeweiligen Lebensbereichen mehr erfahren und Methoden kennenlernen, um Ihre persönliche Situation zu verbessern. Veränderungen machen Angst und brauchen deswegen Mut, aus

dem Gewohnten herauszutreten und Neues auszuprobieren. Mit den ersten Schritten in diese Richtung haben Sie Stärke und Willenskraft bewiesen und sind sich über die gegenwärtige Problematik bewusst geworden. Bleiben Sie jetzt dabei und halten Sie sich Ihre Ziele weiterhin klar vor Augen. Genießen Sie den neuen Weg, auf den Sie sich begeben haben und seien Sie offen für Unerwartetes und neue Ideen. Achten Sie auf sich selbst und lassen Sie sich nicht davon abbringen oder sich einreden, dass dies nicht wichtig wäre. Erst kommt Ihre Sauerstoffmaske und dann sind Sie auch für andere da. Geht es Ihnen gut, wird sich das positiv auf alle anderen Lebensbereiche und alle Menschen in Ihrer Umgebung auswirken. Denken Sie immer daran, dass Sie der einzige Mensch sind, der an Ihrer persönlichen Situation etwas verändern kann. Niemand wird kommen, um Sie zu verändern, wenn Sie das nicht selbst tun. Kümmern Sie sich also um sich, Ihre Ziele, Ihre Wünsche und nicht um das, was Sie „sollen" oder „müssen". Nichts ist festgeschrieben und unveränderbar. Sie sind der Regisseur Ihres eigenen Films, entscheiden Sie, ob es sich dabei um eine Tragödie handelt oder nicht.
Sie sind Ihr bester Freund, Ihr engster Vertrauter und die einzige Person, die Sie glücklich machen „muss". Bringen Sie sich den Respekt, die Toleranz und die Liebe entgegen, die Sie verdienen und Sie werden sehen, wie sehr sich Ihr Leben zu dem, was Sie sich wünschen, verändern wird.

Viel Kraft und Erfolg auf Ihrem weiteren Weg, Sie werden sehen, es lohnt sich.

Hinweis

Die in diesem Buch enthaltenen Informationen und Ratschläge dienen der allgemeinen Orientierung über die Themen Selbstfürsorge, Selbstmanagement und geistige/körperliche Gesundheit. Sie sollen unter keinen Umständen medizinische und pflegerische Beratung durch einen Fachmann ersetzen und dienen ausschließlich zu Informationszwecken.

Der Text ersetzt keinesfalls eine medizinische Beratung durch einen Arzt oder eine/n Psychologin/en und er darf nicht als Basis zur eigenständigen Diagnose und Beginn, Änderung und Beendigung einer Behandlung verwendet werden. Bei gesundheitlichen Fragen, Beschwerden oder Problemen konsultieren Sie immer einen Arzt!

Wissenschaftliche Erkenntnisse verändern sich ständig, daher kann eine 100%-ige Aktualität der vermittelten Informationen nicht gewährleistet werden.
Das Buch, inklusive aller Inhalte, gewährt daher keine Garantie oder Gewähr für Aktualität, Korrektheit, Vollständigkeit und Qualität der bereitgestellten Informationen. Druckfehler und Fehlinformationen können nicht vollständig ausgeschlossen werden.
Die Autorin lehnt innerhalb des gesetzlichen Rahmens jegliche Haftungsansprüche ab, die sich direkt oder indirekt aus der Anwendung oder Falschanwendung der in diesem Buch gegebenen Informationen ergeben.

Juliane Freytag wird vertreten durch:

Jona-Meo Fiedler
Wiener Straße 69
10999 Berlin

Covergestaltung und Satz: Wolkenart – Marie-Katharina Wölk,
www.wolkenart.com

Printed in Germany
by Amazon Distribution
GmbH, Leipzig

23836304R00075